抗精神病薬の
「身体副作用」が
わかる

# The Third Disease

長嶺敬彦
吉南病院内科部長

医学書院

# The Third Disease

抗精神病薬の
「身体副作用」が
わかる

長嶺敬彦
吉南病院内科部長

医学書院

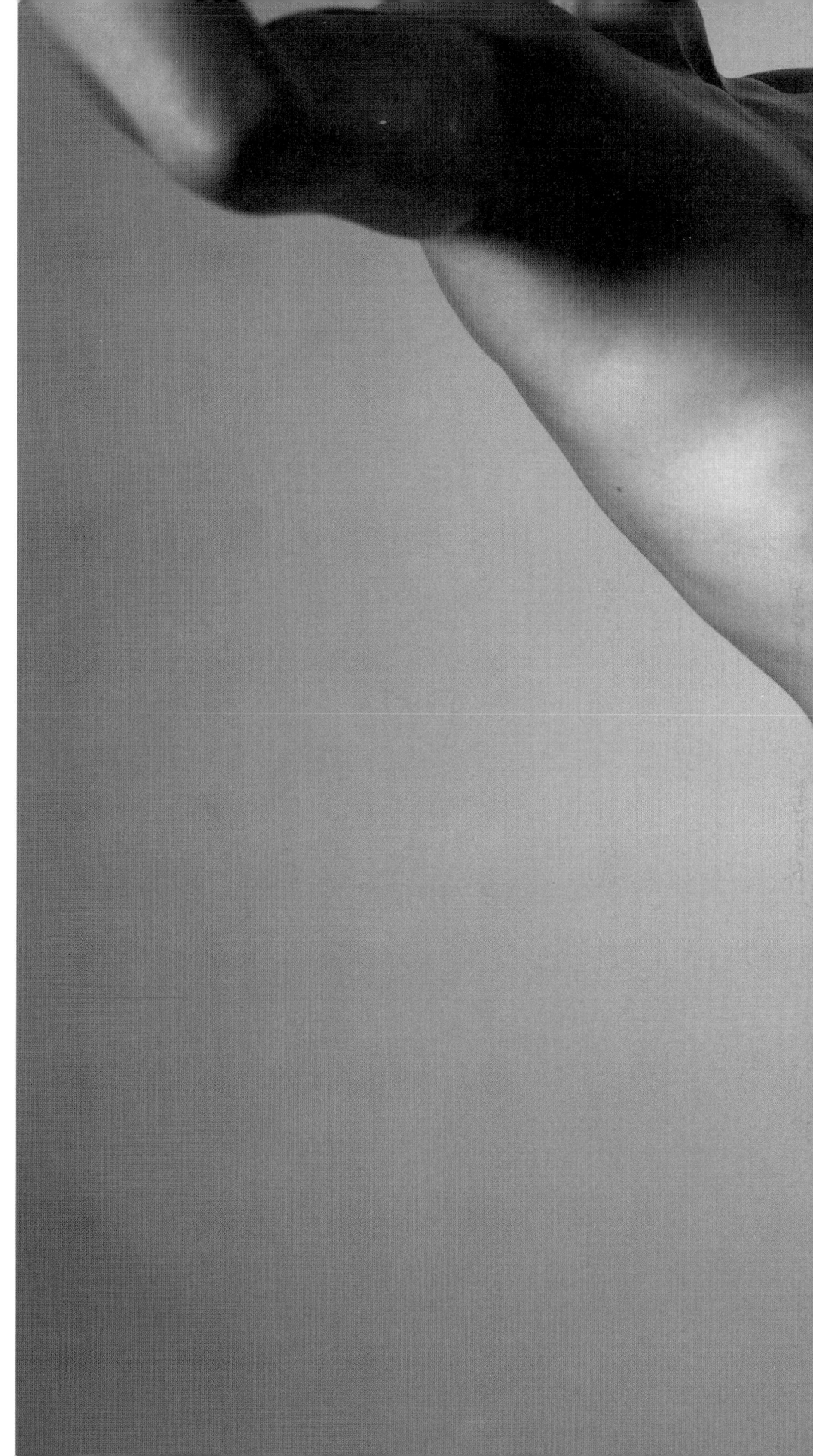

●著者紹介

**長嶺敬彦**（ながみね・たかひこ）

▶ 1956年山口県生まれ。1981年自治医科大学医学部卒業。医学博士。麻酔科医から出発し、プライマリ・ケアと僻地医療を専門としたのち、1999年より、清和会吉南病院（単科精神科病院）で内科医として精神疾患患者の身体疾患の治療に従事。

▶「私はスポーツが好きです。試練を乗り越えていく地道な努力こそがアスリートを輝かせます。私は統合失調症の身体副作用を減少させるため、地道な努力をしたいと思います。しかし闇雲に努力してもだめです。最大の努力ではなく、最善の努力をすべきです。この本が精神科医療で最善の努力をする手助けになればと思います」

▶ 主な論文……第3回月刊福祉最優秀論文「全人的アプローチを基盤にした福祉活動のモデル論とその実践的応用としての4軸アセスメント」、日本医師会2001年特別記念事業記念論文優秀賞「21世紀の医療制度への展望」など多数。

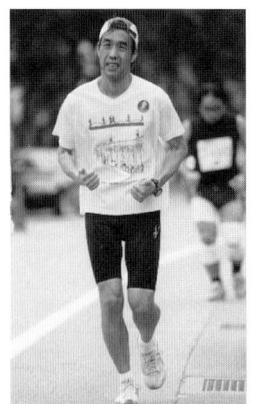

---

抗精神病薬の「身体副作用」がわかる —— The Third Disease

発　行　2006年7月1日　第1版第1刷©
　　　　2008年12月15日　第1版第5刷

著　者　長嶺敬彦

発行者　株式会社　医学書院
　　　　代表取締役　金原　優
　　　　〒113-8719　東京都文京区本郷1-28-23
　　　　電話　03-3817-5600（社内案内）

印刷・製本　アイワード

本書の複製権・翻訳権・上映権・譲渡権・公衆送信権（送信可能化権を含む）は㈱医学書院が保有します。

ISBN 978-4-260-00279-0　Y2400

|JCLS| 〈㈱日本著作出版権管理システム委託出版物〉
本書の無断複写は著作権法上での例外を除き、禁じられています。
複写される場合は、そのつど事前に㈱日本著作出版権管理システム
（電話 03-3817-5670，FAX 03-3815-8199）の許諾を得てください。

# はじめに──

## Third Disease とは

　統合失調症の患者さんは、三つの病気とたたかっています。

　第一の病気は、もちろん統合失調症です。患者さんにとって「統合失調症」は私的苦痛体験ですので First Illness と名づけました（Illness とは、患者さんの主観的苦痛体験としての"病気"を意味します）。

　第二に、統合失調症を患うことで、社会・家族とのあいだで生じる軋轢は偏見（スティグマ）につながります。社会のなかに自分自身を映して患者さんが感じる無力感は、精神症状と同じ枠組みで議論することができません。統合失調症を社会がどうとらえているかが関連するのです。「スティグマ」は病気の社会的側面ですので、Second Sickness と名づけました（Sickness とは、病気の社会的側面に着目したときの"病気"を意味します）。

　第三に、患者さんは抗精神病薬によって身体にあらわれる「副作用」とたたかわなければなりません。抗精神病薬は化学物質です。その副作用は病態生理学的な理論でとらえるべきなので、これらを Third Disease と名づけました（Disease とは、生物学的な側面に着目したときの"病気"を意味します［長嶺 2004f, 2005e, 2005f］）。抗精神病薬の身体副作用を扱うこの本のサブタイトルを "The Third Disease" と名づけたのもこのためです。

　読者のみなさんには、抗精神病薬を内服している患者さんはこれら三つの病気とたたかっていることを考えながら読んでいただければと思います。

　統合失調症の治療では、薬物療法と認知行動療法はよく車の両輪にたとえられます。認知行動療法は患者さんの成育歴、性格、社会環境も含めて個別性を考慮しなければうまくいきません。理論で割り切れないことも多々あります。

　それに対して薬物療法はシンプルです。"Simple is best" なのです。この本はシンプルに読んでいただきたいと思います。なぜなら、上に述べたように Disease を扱う本だからです。化学物質である抗精神病薬に変な思い入れ（たとえば抗精神病薬は患者さんの悩みをなくすとか、性格が温和になるとか）はやめましょう。

　本書は抗精神病薬の身体副作用を最小限にするために書いたものです。とはいえ Third Disease を扱いながらも、First Illness や Second Sickness をも視野に入れていることを、賢明なる読者のみなさんは気づかれることでしょう。

# The Third Disease

抗精神病薬の「身体副作用」がわかる｜目次

はじめに ── Third Disease とは ……………………………………………………… 003

## I ウサギの治療からカメの治療へ ……………………………………………… 007

## II 臨床に潜む「身体副作用」20 …………………………………………………… 015

**Lecture 抗精神病薬とは何か** …………………………………………………… 016

[a…循環器系]
- 1  不整脈 …………………………………………………………………………… 020
- 2  肺動脈血栓塞栓症（隔離室症候群） ………………………………………… 025

[b…呼吸器系]
- 3  誤嚥性肺炎 ……………………………………………………………………… 034
- 4  肺結核 …………………………………………………………………………… 040

[c…消化器系]
- 5  麻痺性イレウス ………………………………………………………………… 046
- 6  バクテリアル・トランスロケーション ……………………………………… 051
- 7  急性胃拡張 ……………………………………………………………………… 055

[d…内分泌・代謝系]
- 8  メタボリックシンドローム …………………………………………………… 060
- 9  肥満 ……………………………………………………………………………… 064

**Lecture 副作用としての「痩せ」** ……………………………………………… 069

- 10  高脂血症 ………………………………………………………………………… 072
- 11  糖尿病 …………………………………………………………………………… 074
- 12  肥満を介さない代謝障害（ビヨンド・メタボリックシンドローム） …… 082
- 13  水中毒 …………………………………………………………………………… 087
- 14  悪性症候群 ……………………………………………………………………… 093

15　横紋筋融解症 ……………………………………………… 097
　　　16　高プロラクチン血症 ……………………………………… 100
[e…神経・運動器系]
　　　*Lecture* 錐体外路症状の種類とその区別 ………………… 106
　　　17　錐体外路症状 …………………………………………… 112
　　　*Lecture*「副作用止めとしての抗パ薬」の危険性 …………… 123
　　　18　骨折 ……………………………………………………… 128
[f…免疫・アレルギー系]
　　　19　皮膚疾患とアレルギー ………………………………… 134
　　　20　顆粒球減少症 …………………………………………… 140

# III　副作用を考えるときに知っておきたいこと ……… 145

　　　*Lecture* 多剤併用を避けるために ……………………… 146
　　　1　主観的副作用にも配慮しよう …………………………… 148
　　　2　「みずから飲む」薬になるために ………………………… 152
　　　3　ドーパミン仮説とサリエンス …………………………… 160
　　　*Lecture* 統合失調症と糖尿病 …………………………… 168

おわりに —— 過鎮静の鎖を断ち切るために ………………………… 178

文献表 ……………………………………………………………………… 170
索引 ………………………………………………………………………… 173
付録(別冊)

# The Third Disease

抗精神病薬の「身体副作用」がわかる｜Box目次

「治療抵抗性」と言う前に ……………………………………………… 014
隔離室症候群になってしまったら ……………………………………… 028
突然死の原因 ……………………………………………………………… 031
サブスタンスPの濃度を上げるには …………………………………… 036
気道確保を第一に ………………………………………………………… 039
耐性菌と院内感染 ………………………………………………………… 043
下剤よりプロバイオティクス …………………………………………… 049
便秘はこわい！ …………………………………………………………… 050
胃潰瘍にも要注意 ………………………………………………………… 058
なぜ食後の採血なのか …………………………………………………… 081
見逃されやすい低K血症 ………………………………………………… 092
悪性症候群は軽症化している？ ………………………………………… 096
錐体外路症状と精神症状は区別できるのか …………………………… 121
いったい何が「非定型」？ ………………………………………………… 122
褥瘡は治療も予防も可能 ………………………………………………… 139

装幀＋本文デザイン　土屋みづほ

# I.
## ウサギの治療から カメの治療へ

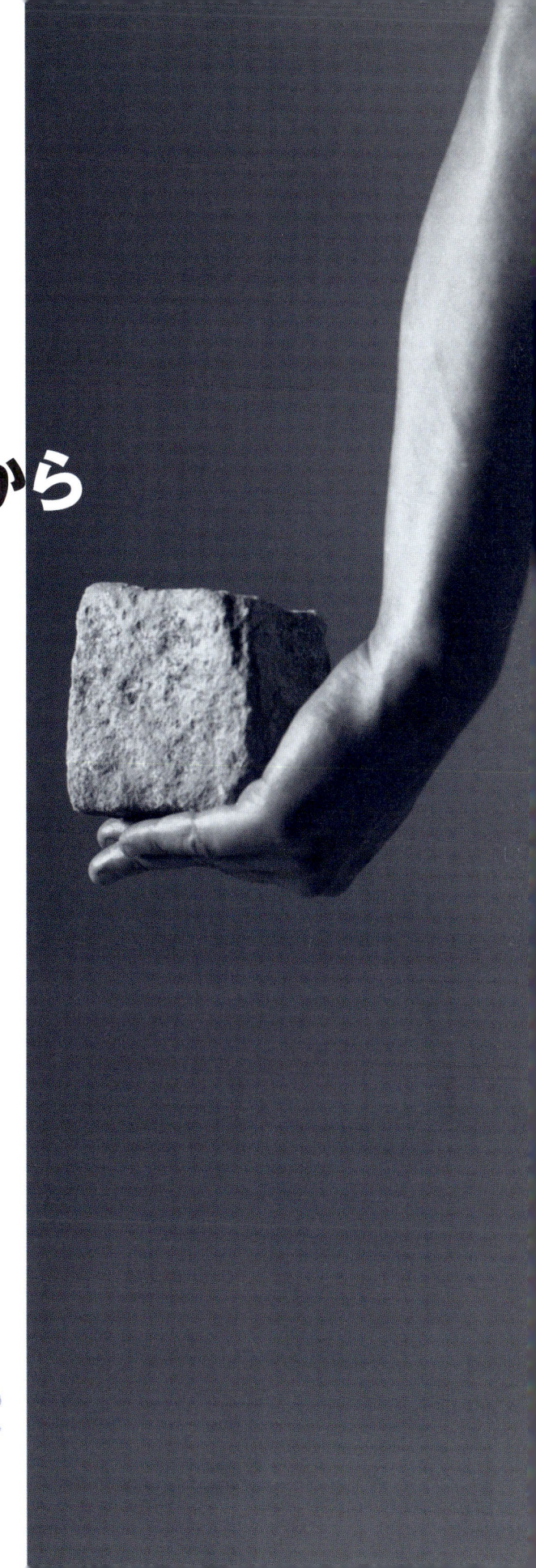

The
Third
Disease

私は、単科の精神科病院で内科医として働いています。この本では、私が日々の臨床のなかで経験的に集めた抗精神病薬による副作用と対処法を紹介していきます。
　抗精神病薬を不適切に使ったことによって患者さんの身体に「副作用」があらわれても、これまではあまり文献もありませんでしたから、エビデンスをもって他の医師やスタッフに伝えたり、対処策を講じることはむずかしかったのではないでしょうか。
　「あれ？　おかしいな」と感じたら、ぜひ患者さんの様態をこの本とつきあわせてみて、一刻も早く適切な処置をとっていただきたいと思います。
　でもその前に……なぜ抗精神病薬による副作用がこんなに多いのかを考えてみたいと思います。

## あらためて考えたい 抗精神病薬の使用目的

　「抗精神病薬は何の目的で使いますか」と聞かれたら、みなさんはどう答えますか。幻覚・妄想を軽減すること、陰性症状を軽減することですよね。そして患者さんが苦しみから解放され、社会で生活できることですよね。
　精神科薬物療法が精神科治療のなかで大きな位置を占めるのは確かですが、抗精神病薬だけで精神科治療が行なわれているのではないことは、みなさんもご承知のとおりです。
　しかし残念ながら一部の病院では、患者さんの訴えに耳を傾ける代わりに抗精神病薬を投与しておしまい、と聞きます。
　これは、患者さんの訴え（感情）を抗精神病薬で消そうとする行為です。あるいは患者さんが少し粗暴になっただけで、抗精神病薬の注射をしてしまう病院もあると聞きます。抗精神病薬による"化学的拘束"だといわざるをえません。
　こういったことに抗精神病薬を使っていった結果、薬はどんどん多剤併用となり、パーキンソン症状や二次性（薬剤性）の陰性症状で苦しんでいる患者さんがいます。これも精神科医療の悲しい現状です。動くのも面倒でベッドのまわりで一

日中過ごす患者さんたちは、まわりの人に迷惑をかけないので、病棟では「手のかからない患者さん」として見過ごされてしまうかもしれません。でも、それでいいはずがありません。

　私は次のような経験をしたことがあります。

　抗精神病薬による二次性の陰性症状に悩む患者さんが敗血症になり、生死の境をさまよっていました。もちろん抗精神病薬を服用できる状態ではありません。敗血症の原因は、後述するバクテリアル・トランスロケーション(→p.051)でした。

　幸いなことにこの患者さんは、数週間にわたる懸命な敗血症の治療で一命をとりとめました。そのとき、二次性の陰性症状が軽減していたのです。

　顔に表情があり、自分のことを話せる患者さんがそこにいたのです。暴れることもありません。でも幻聴はあります。そこで、非定型抗精神病薬単剤で、それも以前の量に比べると何分の一かの量で投与を開始しました。すると数日で幻聴は軽減し、いろいろな話をしてくれるのです。会話が弾みます。患者さんは、身体がとにかく楽だと言います。

　いままで何十年も内服していた大量の定型抗精神病薬はいったい何だったのでしょう。大量の定型抗精神病薬が前頭前野の働きを抑え、その人らしさを奪っていたのです。これこそ"薬物的ロボトミー"といえるのではないでしょうか。

## 脳科学を知れば
## かなりの副作用が防げる

　抗精神病薬は統合失調症の患者さんに多大な恩恵を与えています。しかしその一方、副作用で患者さんを苦しめています。抗精神病薬は諸刃の剣です。正しい使い方が大切なのです。

　正しい使い方を理解するのに、脳科学が役に立ちます。脳科学がすべてではありませんが、抗精神病薬の作用を理解して使用すると、かなりの副作用は防げます。

　血中濃度と脳科学のデータからみた脳内の受容体占拠率に

★01──PET　positron emission tomographyの略。positronとは陽電子、emissionは放射、tomographyは断層撮影のこと。陽電子を放出する物質（リガンドという）を投与し、それを断層撮影する。線条体ドーパミン受容体など、脳内のある場所の特定の受容体に特異的に付着する物質をリガンドとして使い、抗精神病薬を投与し競合させれば、抗精神病薬による受容体占拠率がわかる。

は差があります。血中濃度が治療域（基準値の範囲内）だからといって、必ずしも副作用が出ないとはいえないのです。たとえば抗精神病薬の血液中における半減期と、PET[★01]で測定した脳内のドーパミン$D_2$遮断の半減期には差があります。薬剤の種類にもよりますが、抗精神病薬は血液からのクリアランスより脳からのクリアランスのほうが遅いことが多いのです。

　血中濃度が治療域より高ければ明らかに問題ですが、定型抗精神病薬では、血中濃度が治療域の範囲内に入っていても脳内のドーパミン$D_2$遮断が80％を超えていることがあるから安心できません。たとえばハロペリドールの血中濃度が治療域なのに、錐体外路症状が強いとか、高プロラクチン血症を示す患者さんがその状態にあたります。

　抗精神病薬の至適投与量は、みなさんが実感しておられるより実は少ないのではないでしょうか。私が行なったQOLの研究やプロラクチンの研究から抗精神病薬の至適投与量を推測したら、クロルプロマジン換算量で約400 mg/日でした。これはくしくもKapurらが示す、PETでのドーパミン$D_2$遮断が60〜80％程度得られる量で、脳科学からみた至適用量に相当します。

## 急性期・慢性期でも使いたい非定型抗精神病薬

　ところで現在の統合失調症に対する薬物療法は、どのような感覚で行なわれているのでしょうか。治療モデルを検討してみましょう。

　ここでいう「モデル」とは、物事を理解するときの拠りどころとなる理論的枠組み（方法論的理論）のことを意味します。【図01】に、現在の薬物療法の二つのモデルを紹介しましょう。

● 急性期 ── 抗生物質モデル

　急性期における薬物療法の治療モデルとして、「抗生物質モデル」があります。急性の細菌感染症では抗生物質を使

い、病原菌を殺菌あるいは静菌、そして炎症症状を消失させますね。

統合失調症の場合で考えてみましょう。急性期の精神運動興奮状態は、神経伝達物質のうちドーパミン系やγ-アミノ酪酸が暴走した状態ですが、それらを制御するのに抗精神病薬が使用されます。これは、細菌感染症に抗生物質を使って症状を消すのと同じように、精神運動興奮状態にある患者さんを静穏へと導く治療ですね。

これまで統合失調症の急性期においては、ドーパミンを強固に遮断する定型抗精神病薬が使われていましたが、非定型抗精神病薬のほうが有効であることが確認されています。それでも精神運動興奮がおさまらないときは、ベンゾジアゼピン［★02］を一時的に併用することで急性期はのりこえられます。

★02―ベンゾジアゼピン　γ-アミノ酪酸受容体の機能を亢進する。すなわち抗不安効果が主作用であるが、催眠効果を期待して睡眠導入剤としても用いられている。長期使用で依存性の問題が指摘される。

● 慢性期 ── スタチンモデル

慢性期における治療モデルは、「スタチンモデル」と表現できます。スタチンとは高脂血症の治療薬です。スタチンの作用はコレステロールを低下させ、それを適正に保ち、動脈硬化や心血管イベントを抑制するというものです。

非定型抗精神病薬はこのスタチンと同じような思考形態で

図01　二つの治療モデル

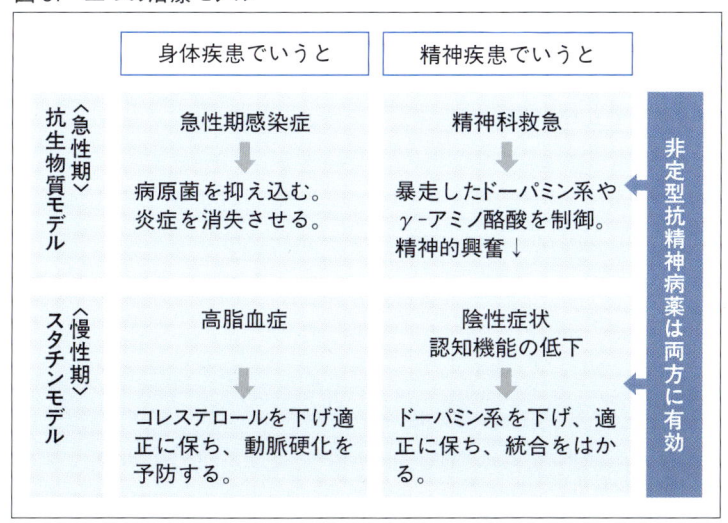

用いられます。すなわち非定型抗精神病薬はドーパミン系を下げ、それを適正に保ち、統合失調症の症状を抑える目的で使用されています。

さらにスタチンにはコレステロール低下作用以外にプレイオトロピック効果といい、心血管イベント発症のメカニズムであるプラーク（動脈硬化巣）の破綻を予防する効果（プラークの安定化作用）があると考えられています。非定型抗精神病薬でも同様に、幻覚・妄想に対する作用以外に、陰性症状の改善効果や認知機能の改善効果が期待されているのです。非定型抗精神病薬は、中脳辺縁系でドーパミンを適正に抑制することと、前頭前野でのドーパミンの低下を防ぐことの両方が可能だからです。

このように、急性期でも慢性期でも効果が期待されている非定型抗精神病薬としては、現在リスペリドン（リスパダール®）、オランザピン（ジプレキサ®）、クエチアピン（セロクエル®）、ペロスピロン（ルーラン®）があります。そして、ドーパミンの部分アゴニスト（→p.018）作用を有するアリピプラゾール（エビリファイ®）がわが国でも使用できるようになりました。アリピプラゾールにはドーパミンの過剰活動部位を鎮め、低活動部位を賦活するといったドーパミン系を安定化させるはたらきが期待されています。

## ウサギとカメ

ウサギとカメの競争は誰でも知っていますね。ウサギとカメではウサギが速いに決まっています。しかし実際の競争ではカメが勝つのです。ウサギはカメの走力を見て、これならいつでも勝てると油断しました。カメはウサギを相手にしたのではなく、ただゴールを目指したのです。ゴールを目指したカメが、油断したウサギに勝ったのです。

幻覚、妄想、不眠……これらの症状を薬で抑えられると思うと、ついいろいろな薬を処方してしまいます。それは「ウサギの治療」です。それぞれの症状に薬を出していき、いつのまにか多剤になるのです。そうではなくて統合失調症の本

図02 「ウサギ」から「カメ」へ──治療のパラダイムシフト

| ウサギの治療 | カメの治療 |
|---|---|
| 幻覚・妄想、不眠、イライラといった症状を「対症的に」治療。 | 病態生理を想像して、統合失調症の本質を考える。その際にQOLまで視野に入れる。<br>・非定型抗精神病薬を単剤で使用<br>・至適投与量での治療<br>・副作用が少ない薬物を選択<br>・認知行動療法の併用<br>・心理教育を行なう<br>・過鎮静を避ける |

**抗精神病薬は人格や性格を変える薬ではない！**

質を考えて、たとえば脳内の受容体での様子を想像しながら、患者さんのQOLをゴールにする治療が「カメの治療」です【図02】。それは、具体的には次のような治療になるでしょう。

（1）非定型抗精神病薬単剤で、それも至適投与量で治療する。
（2）副作用が少ない薬剤を選択する。
（3）認知行動療法や心理教育を併用する。
（4）過鎮静を避ける。

抗精神病薬は患者さんの人格や性格を変える薬ではありません。睡眠薬でもありません。抗精神病作用を発揮する薬です。副作用を起こさない、あるいは副作用を最小限にする、さらに患者さんの立場からみた主観的副作用までを考えた治療を行ないたいものです。抗精神病薬で薬物的ロボトミーを行なわないようにしなければなりません。

ゴールはQOLです。カメの治療をしましょう。

## Box 「治療抵抗性」と言う前に

　薬を減らせない患者さんに対しては、「何をターゲットに抗精神病薬を使用したらよいか」を考え直す必要があります。治療抵抗性という点から考えてみましょう。

　十分な抗精神病薬による治療にもかかわらず、症状の改善を示さない状態を「治療抵抗性」と呼びます。Kaneらが治療抵抗性に関する操作的な定義を作成し、そういう症例にはクロザピン（日本未発売）のほうが有効性が高いことを示しました。Meltzerらは、米国では12～22％がこの定義に当てはまる「治療抵抗性統合失調症」であると報告しました。

　しかしこれらの研究は定型抗精神病薬が主流だった時代のものであり、現在では治療抵抗性の概念は変化しています。すなわち、「治療アルゴリズムに従って、十分な期間、数種類の抗精神病薬を変更して治療しても、改善しない症例」のことをいいます。薬物が反応しないこのような症例には、麻酔下での電気けいれん療法が適応になることもあります。

　しかし診療現場で治療抵抗性と思われているのは、次の二つの病態が多いのです。一つは抗精神病薬や副作用止めが「症状」をつくっている場合です。これは「見かけの治療抵抗性」です。適切な抗精神病薬による治療を行なうこと、抗精神病薬を減薬することで改善します。

　もう一つは、「処遇困難例」を治療抵抗性と同一にとらえてしまう誤りです。処遇困難例は薬物に対する反応性の低さより、生活歴や、不適切な環境などが大きな因子です。したがって抗精神病薬を増やしても改善はしません。抗精神病薬は性格を変える薬ではないことをあらためて認識してください。

# II.
## 臨床に潜む「身体副作用」20

The
Third
Disease

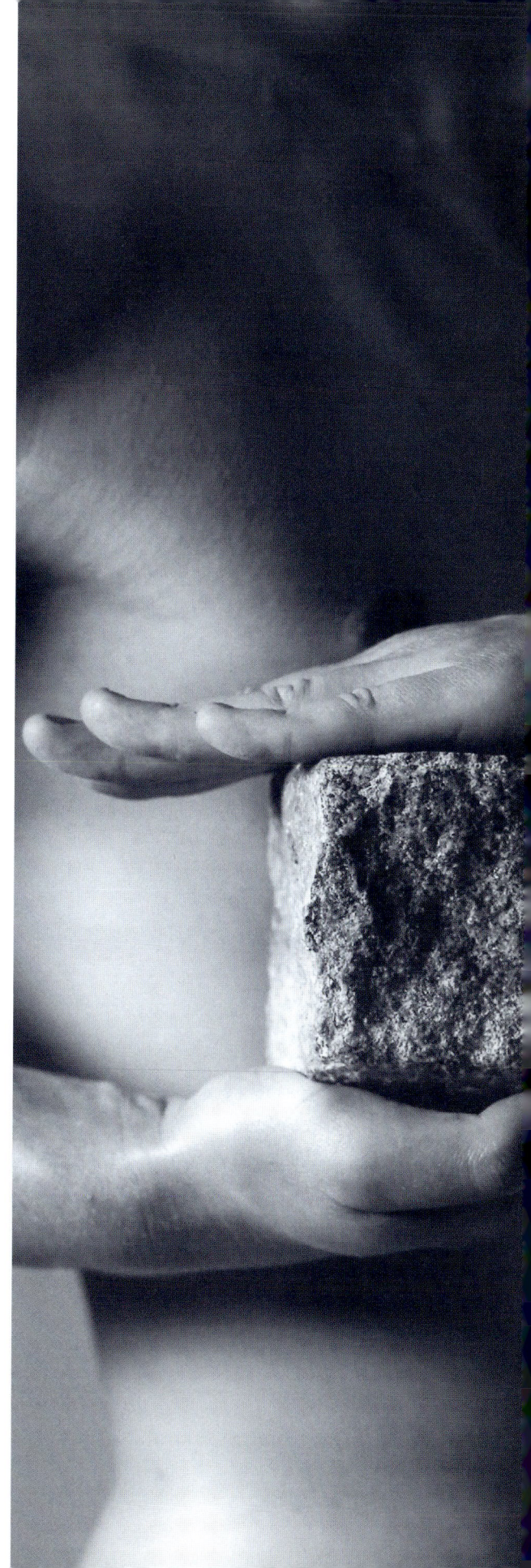

# Lecture

# 抗精神病薬とは何か

## 脳の基本単位は神経細胞（ニューロン）です

　脳を顕微鏡でみていくと、ニューロンとよばれる神経細胞が基本単位になっていることがわかります。神経細胞内では情報は電気的な信号（パルス）として伝わるのですが、離れた神経細胞どうしの間では、情報の伝達は「神経伝達物質」とよばれる化学物質を介して行なわれます【図03】。脳にはたらくほとんどの薬は、この神経伝達物質による情報伝達の段階に、なんらかの作用を及ぼすものなのです。

## ドーパミンの受容体をふさいで得られた抗精神病作用

　神経伝達物質は、少なくとも数十種類あると推定されています。抗精神病薬が発明されてしばらくしてから、この薬が神経伝達物質の一つであるドーパミンの受容体を遮断する（ふさぐ）はたらきをもっていることがわかりました。これを図示すると【図04】のようになります。

　ドーパミンが受容体に結合して次の神経細胞に情報を伝えるのを阻害したところ、抗精神病薬作用が得られたことから、逆に、統合失調症というのはドーパミン神経の機能がなんらかの理由で亢進してしまった状態なのではないか、と推定されたのです。

## しかし適度にふさがなければならない

　しかし、ドーパミンは正常な身体制御のために欠かせない神経伝達物質です。ドーパミンの受容体を必要以上に薬物でふさいでしまうと、

図03　神経伝達物質のはたらき

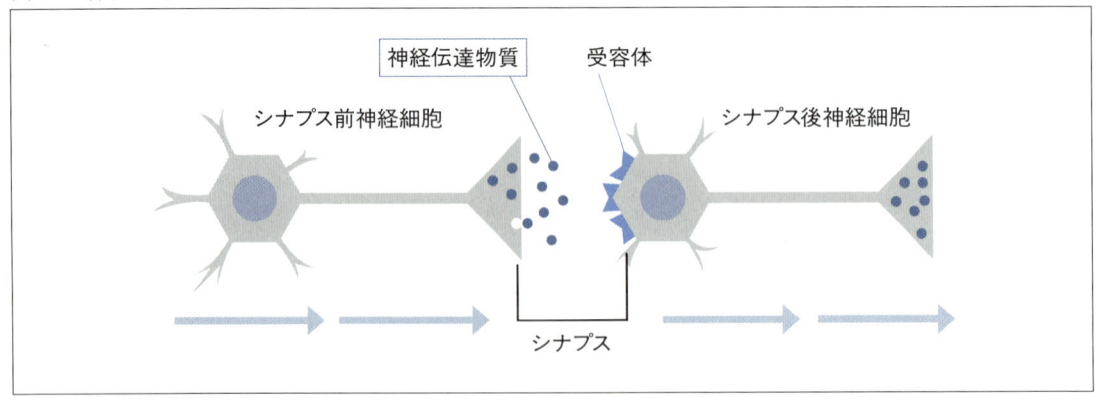

思わぬ副作用が出てしまいます。ですから副作用を出さず、しかも抗精神病作用が得られるように、受容体を適度にふさぐことを目指さなくてはなりません。

カナダのKapurという研究者は、大脳の線条体において65〜72%のドーパミン受容体がふさがれたときに、副作用を起こさず、しかも抗精神病作用が得られるということを実験により示しました。これ以下だと薬の効果がなく、これ以上だと望ましくない副作用が出るというのです。

## 定型と非定型

定型薬といわれる従来から使われてきた抗精神病薬はこの調整がむずかしく、最適な値を超えて受容体をそれ以上にふさいでしまうために、必ずといっていいほど錐体外路症状(→p.106)が出現しました。

それに対して非定型抗精神病薬は、定型薬に比べて錐体外路症状を引き起こしにくいのです。ちなみに、定型、非定型という名前は、こうした副作用が必ず出るという意味で「定型」であったのに対して、副作用が出なくても抗精神病作用をもたらすという意味で「非定型」な薬である、として区別された名称です(→p.122)。

定型薬と非定型薬でこの違いが生じる理由には諸説があります。ドーパミン以外の神経伝達物質や受容体(主にセロトニン受容体)に作用しドーパミン遮断を適度な範囲内にする「セロトニン-ドーパミン遮断(serotonin-dopamine antagonist)仮説」や、非定型抗精神病薬のほうが受

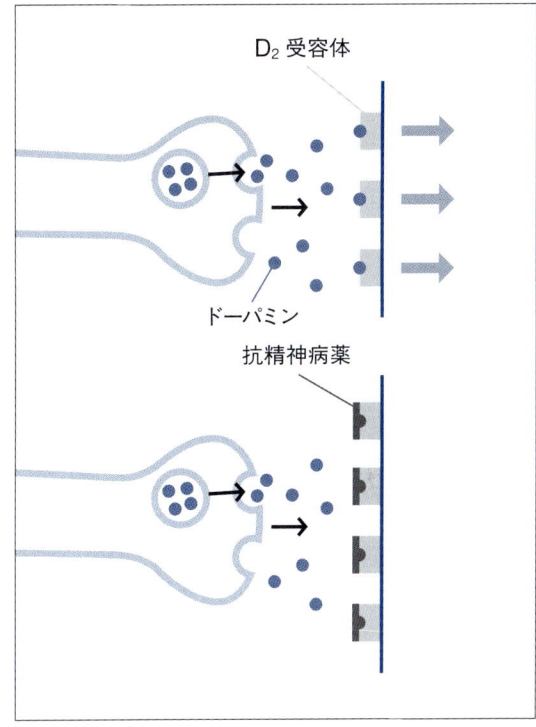

図04 抗精神病薬のはたらき

容体にゆるく結合しているので、ドーパミンが増加すると受容体から自然に離れていき、過剰な遮断を引き起こさないためではないかといった「緩い結合(loose binding)仮説」が考えられています。

## 受容体のふさぎ方によって区別された名前

本書の第II部には、ドーパミン受容体の遮断の仕方によってもたらされる生理的効果の違いで区別された「アゴニスト」「部分アゴニスト」「アンタゴニスト」という言葉が出てくるので、ここで図解しておきます[図05]。

「アゴニスト(agonist)」とは薬理学の分野で「作動薬」という意味で、例としては「生理的なドーパミン」があげられます。受容体に結合すると生理的効果としては完全な刺激(100%)をもたらします。

「アンタゴニスト(antagonist)」とは「拮抗薬」という意味で、例としては「定型抗精神病薬」があげられます。受容体に蓋をして完全な遮断(0%)をもたらします。

「部分アゴニスト(partial agonist)」は、受容体に作用して遮断を行なうものの、部分的な刺激(1〜100%未満)を伝える作動薬です。非定型抗精神病薬の一部にその特性をもつものがあります。その一つであるアリピプラゾールは、ドーパミン活性を常に30%程度に安定化させるので、ドーパミン系安定化作用(dopamine system stabilizer)をもつといわれています。

図05　受容体のふさぎ方の違い

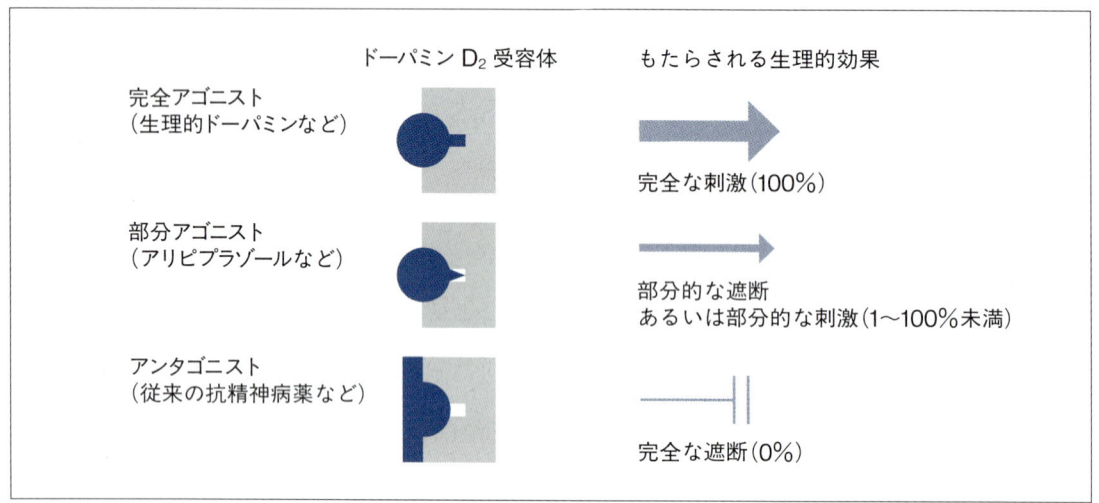

# [a…循環器系]

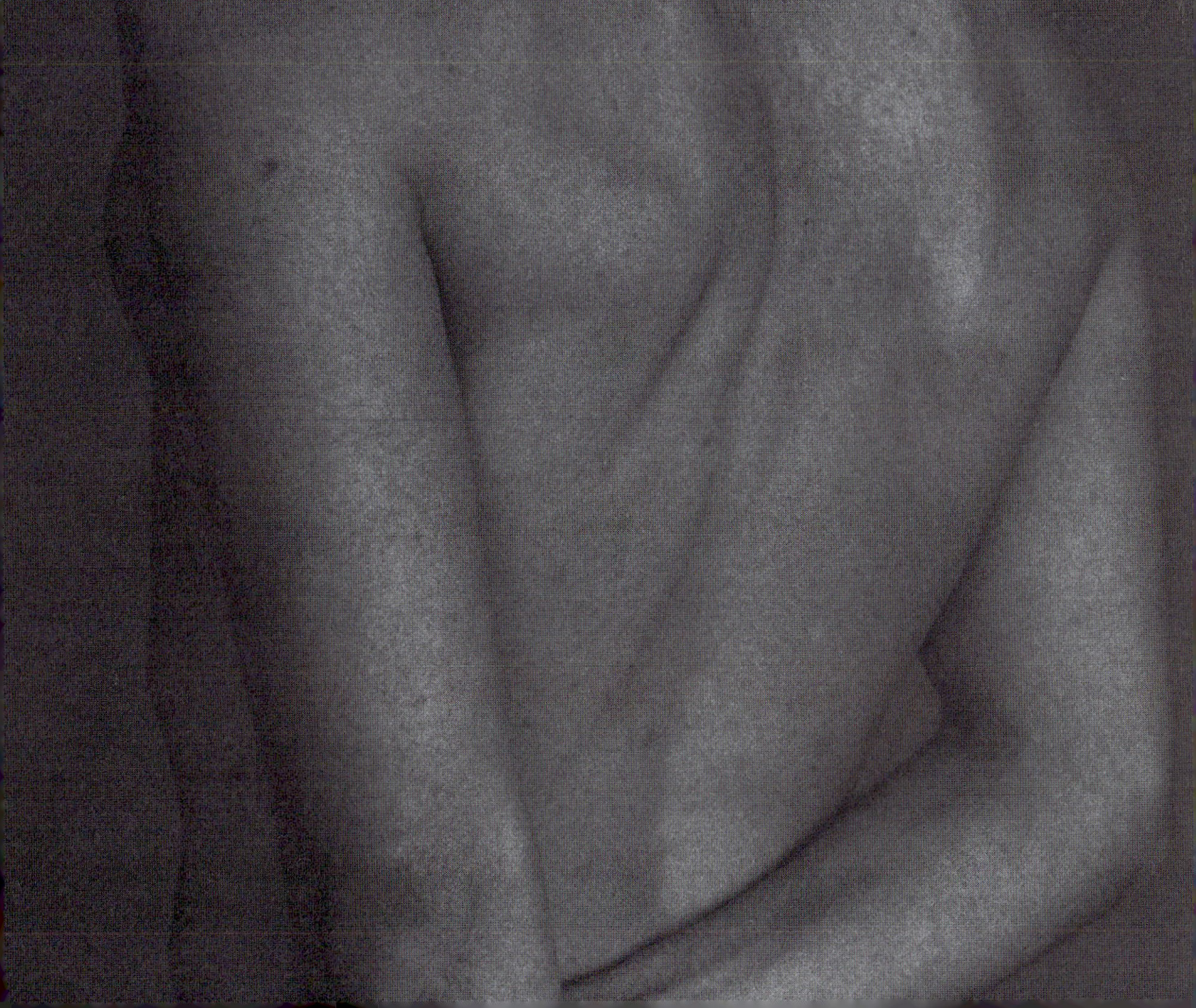

# 不整脈

突然死に至る危険性がある。
QT 延長、PR 延長、薬物相互作用を要チェック。

**1**

　患者さんの心電図に不整脈を発見したら、まず次の二つの点に注意しなければなりません。

　一つは「QT 延長」、もう一つは「薬物相互作用」です【図06】。

## QT延長

　QT 延長とは心電図で QTc【図07】が 440 msec 以上をいいま

図06　不整脈での注意点

---

**1. QT 延長**
- QTc が 440 msec 以上を QT 延長という。
- QTc が 500 msec 以上で危険。

```
クロルプロマジン換算量
    〜1,000 mg で        オッズ比 1.4
1,001〜2,000 mg で       オッズ比 5.4
2,001 mg 以上で          オッズ比 8.2
```
Reilly, J. G.: QTc interval abnormalities and psychotropic drug therapy in psychiatric patients. Lancet 355:1043, 2000

**2. 薬物相互作用**
酵素 CYP2D6 や CYP3A4 で代謝される薬（たとえば三環系抗うつ薬、マクロライド系抗生物質、抗ヒスタミン薬、抗真菌薬）を併用するときは、抗精神病薬の代謝が阻害されて血中濃度が増加するので注意が必要。

図 07　QTcとは

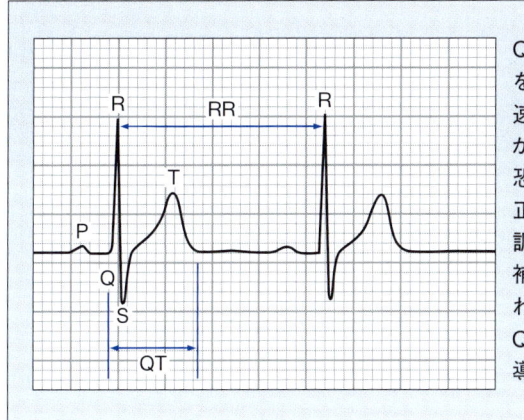

QTは心拍に影響を受ける(心拍が速ければQT延長が見逃されてしまう恐れがある)ので、正確にQT延長を調べるには心拍で補正したQTcが使われることが多い。QTc=QT/√RR で導かれる。

す。統合失調症の患者さんの心電図をみると、QT延長はけっしてめずらしいものではありません。QTcが500 msec以上の人も数%はいますが、さすがにその場合は抗精神病薬を減量するか、変更をお願いすることになります。突然死のリスクがあるからです。

　QT延長がなぜ突然死を起こすかといえば、QT延長にともない torsades de pointes [図08]を起こし、心室細動になることがあるからです。torsades de pointes とは心室頻拍の一種で、QRS波群の電位が刻々と変化し等電位線上をその頂点がねじれるように見えるところから呼称されたもので(英語では torsion of point)、心室細動に移行しやすいという特徴があります。

　定型抗精神病薬ではクロルプロマジン(コントミン®)で

図 08　torsades de pointes

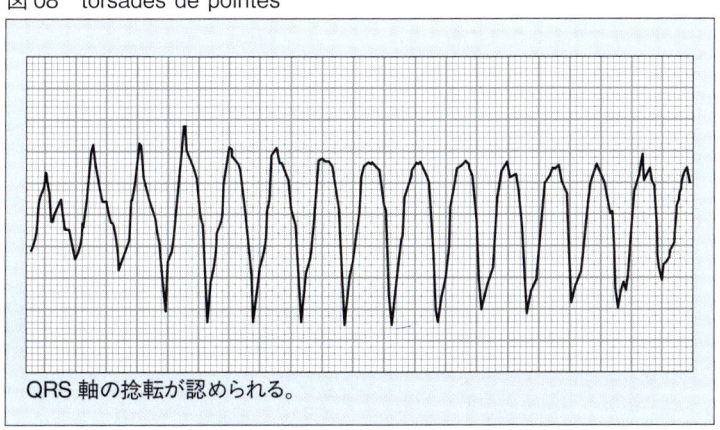

QRS軸の捻転が認められる。

QTが延長することはよく知られています。しかしそのわりには日常の精神科臨床で心電図検査はあまり行なわれていません。

非定型抗精神病薬でQT延長をもっとも起こしやすいのはジプラシドン（日本未発売）です。

その他の非定型抗精神病薬は、極端にはQT延長を起こさないといわれています[Czekalla et al. 2001]が、クエチアピン（セロクエル®）で失神発作を繰り返し、非発作時の心電図でQTcが延長していたとの報告があります[長嶺 2004d]。この症例ではtorsades de pointesは証明できていませんが、QT時間はクエチアピンの用量に依存して延長していました。クエチアピン600 mg/日でQTcが529 msecであったのが、クエチアピンを200 mg/日に減量するとQTcは437 msecに改善したのです。この例からも、失神発作を起こすときは心電図をとりQT時間を測定するようにすべきです。

なお、リスペリドン（リスパダール®）はQT延長を起こしにくく、オランザピン（ジプレキサ®）とクロザピン（日本未発売）、アリピプラゾール（エビリファイ®）はほとんど影響がないと考えられています。

抗精神病薬の量は突然死に関連し、QT時間とも相関します。抗精神病薬の種類にかかわらずクロルプロマジン換算量で1,000 mgまではQT延長を起こすオッズ比は1.4です。しかし1,001〜2,000 mgになると5.4にもなり、2,001 mg以上では8.2と著しく上昇するのです[Reilly et al. 2000]。

QT延長は抗精神病薬の多剤併用療法で問題となる身体合併症です。突然死を防ぐ意味でも多剤併用は避けるべきです。

## 薬物相互作用に注意

抗精神病薬を飲んでいて、それ以外の薬が併用になった場合にもQT延長を起こすことがあります。これは知っておいてほしい知識です。たとえば身体合併症の治療のために処方された薬が、薬物相互作用を起こして抗精神病薬の血中濃度を上昇させてしまうことがあるのです。

抗精神病薬は主に肝臓において、チトクロームP450（CYP450）という薬物代謝系酵素によって代謝されますが、なかでもCYP2D6やCYP3A4で代謝されることが多いので

す。実は抗精神病薬以外にも、これらの酵素によって代謝される薬は非常に多く、薬物相互作用で特に問題となるのは、三環系抗うつ薬、抗ヒスタミン薬、マクロライド系抗生物質、抗真菌薬です。ですからこれらの薬を治療上併用するときは、心電図をとるのが好ましいのです。

そのほかにも、精神運動興奮などで食事を普通に食べていないときは、低K血症などの電解質異常が起きていることがあり、心室細動を起こしやすい状態といえるので注意しましょう。

急性期の治療で抗精神病薬が増量になるときも、血液検査とともに心電図検査を行なうようにしたいものです。

## PR延長

抗精神病薬によるQT延長については、言われればそうかと納得されると思います。しかし、意識消失発作を起こす不整脈として、PR延長にともなう徐脈発作(Adams-Stokes症候群)があることは意外に知られていません【図09】。

精神科領域でPR延長を起こす薬物としてカルバマゼピン(テグレトール®)があります。カルバマゼピンによる房室ブロックは比較的稀な副作用ではあるのですが、やっかいなのは、「中毒域ではなく治療域」で起こり、「薬物開始後いつ起こるかわからない」という点にあります。近年カルバマゼピンは、気分安定薬あるいは抗精神病薬の効果増強(オーギュメンテーション)を目的に統合失調症の患者さんに処方される機会が多くなっているので注意が必要です。

カルバマゼピンは洞結節(心臓の正所性刺激生成部位)の自

図09　PR間隔

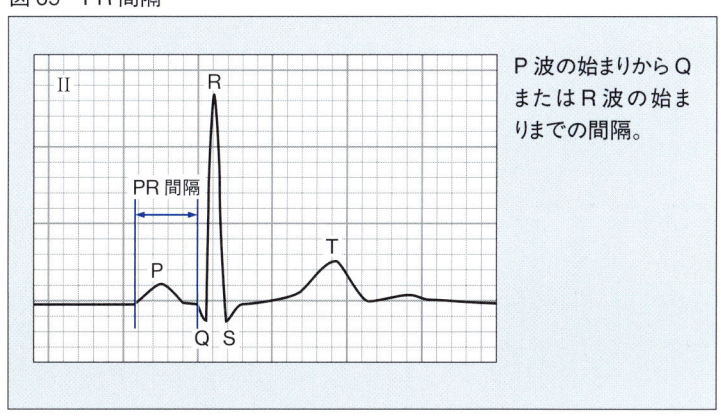

P波の始まりからQまたはR波の始まりまでの間隔。

図10 カルバマゼピンによる徐脈発作時の心電図

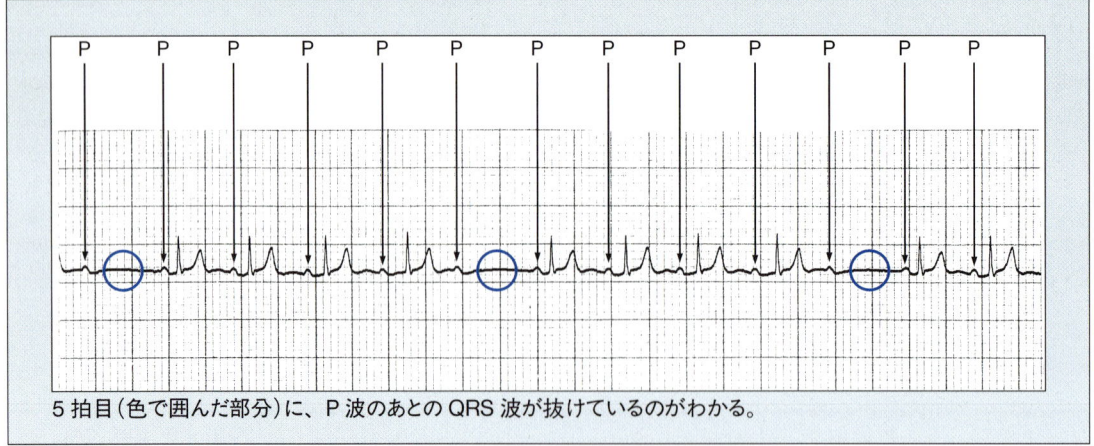

5拍目（色で囲んだ部分）に、P波のあとのQRS波が抜けているのがわかる。

動能を低下させ、房室伝導を抑制します［長嶺ほか 2002a］。

　クエチアピン（セロクエル®）500 mg/日で加療中の統合失調症患者さんに、気分安定を目的にカルバマゼピン 400 mg/日が追加となったのですが、3か月後に徐脈発作で失神を起こしました。そのときのモニター心電図を【図10】に示します。PR延長があり、5拍目にP波のあとに来るべきQRS波が欠落しています。Wenchebach型のII度の房室ブロックです。心拍がときに30回/分を切るようになり失神発作を起こしたものと思います。

　発作時は胸部を叩いたり、アトロピンを使用しました。そしてカルバマゼピンを中止すると徐脈発作は消失しました。

　今後、オーギュメンテーション療法などでカルバマゼピンの使用頻度は増加すると思いますので、PR延長にも注意が必要だということを覚えておいてください。

# 肺動脈血栓塞栓症（隔離室症候群）

血液粘度が高くなる条件をすべてそろえた隔離室。
多剤併用と三環系抗精神病薬の内服がさらにリスクを高める。

## 知らないでは済まされない

　「身体拘束の盲点、精神科でエコノミー症候群、4人死亡、氷山の一角か」という見出しで、精神科での肺動脈血栓塞栓症による死亡例が報道されました［読売新聞 2004.12.6］。東京都監察医務院の報告をもとに追加取材した内容の記事でした。
　たしかに精神科治療がリスクとなり、肺動脈血栓塞栓症を発症することがあります。突然死のなかで肺動脈血栓塞栓症は頻度が高いのです。しかし日常の精神科臨床では、これに対して十分な注意が払われているとはいえません。鎮静作用の強い抗精神病薬を大量に使用し、身体拘束をした結果、患者さんが肺動脈血栓塞栓症を起こしたら、「この病気を知らなかった」では専門職として済まされないのです。

## エコノミークラス症候群

　わが国でも生活習慣の欧米化にともない、肺動脈血栓塞栓症は増加しています。
　この病気が世間一般で広く認識されるようになったのは、「エコノミークラス症候群（エコノミー症候群）」というネーミングによるところが大きいのではないでしょうか。長時間のフライトで身動きしないでいると、軽度の脱水状態による

血液粘度の増加を背景に、下肢の静脈に血栓が形成されます。それが肺動脈に飛んで詰まり、肺動脈血栓塞栓症が発症します。「旅行者血栓症」ともいいます。

ある調査では、長時間のフライトで100万人に4.8人がエコノミークラス症候群を発症するといわれています。しかし医療の現場では手術1万件に対して4.4人、つまり、医療現場でのほうが100倍も多く発症している計算です。医原性の要素が大きい病態だといえるでしょう。

もちろん環境因が大きいことは確かで、不幸なことに、2004年10月の新潟県中越大震災で、狭い車中に避難生活をしておられた住民の方も本症を発症したことはよく知られています。精神科臨床でも、これまで以上に環境因に注目していくべきでしょう。

## 隔離室症候群

さて、日常の精神科臨床で、エコノミークラス症候群と同じような状況が発生することがあります。隔離室での治療です。そこでは、著しい精神運動興奮のため、薬物による鎮静や物理的な身体拘束が行なわれます。

精神運動興奮で軽度の脱水状態がベースにある状態では、血液粘度が高くなっている可能性があります。そのうえに身体活動が抑制されるわけですから、長時間のフライトと同じ状態が起こり得ます。精神運動興奮が治まり身体拘束が解除されたときに、血栓が飛ぶ危険性があるのです。身体拘束解除後に自力でトイレに行き、トイレで突然心肺停止を起こした症例もあります。

血栓形成には次の三つの因子があります【図11】。
(1) 血液凝固能の亢進
(2) 血流の停滞
(3) 血管内皮の損傷

これらはウィルヒョーの三主徴(Virchow's triad)といわれていますが、隔離室での治療にはこれらがあてはまります。すなわち、
(1) 精神運動興奮のため脱水があり、血液粘度が高くなりやすい。
(2) 抗精神病薬による鎮静で臥床し、血流の停滞が起こりやすい。

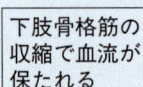

図11　血栓症：Virchow's triad

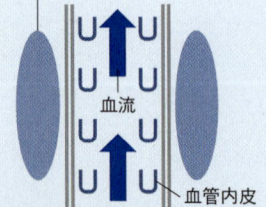

(3) 物理的な身体拘束で血管内皮の損傷を起こす危険性がある。

　まさに血栓形成のリスクを冒した治療を行なっているわけです。しかし残念ながら、隔離室で突然死が起こっても原因が究明されないことが多く、いまだに精神科臨床では肺動脈血栓塞栓症に対してリスク管理が乏しいといえます。

　ところでエコノミークラス症候群は、厳密な病態生理学的診断基準をともなう疾患名としての症候群ではありません。いわゆるあだ名です。一般受けする「○○症候群」というネーミングは必ずしも医学的実態を表現していませんが、一般の人にも覚えられやすいので、その病気の認識度が高まるという効果があります。そこで私もエコノミークラス症候群にあやかり、その発生する場所から、精神科でみられる肺動脈血栓塞栓症に対して「隔離室症候群」というあだ名をつけてみました[長嶺 2004a]（旅行者血栓症にあやかり「精神運動興奮後血栓症」でもいいですが）。

## 医原性の要素

　肺動脈血栓塞栓症は医原性の要素があるため、各学会で予防方法が検討され、ガイドラインが作成されはじめています。

　また 2004 年 4 月には（医療保険制度としては画期的といわれることの一つですが）、予防に保険が給付される制度ができました。「肺血栓塞栓症予防管理料」です。これは肺動脈血栓塞栓症を起こす危険性が高い症例に、その予防を目的に計画的な医学管理を行なった場合に算定されます。

　しかし残念なことに、「精神科病棟は除く」（！）とあります。冒頭の新聞記事や、私が作成した統合失調症の患者さんの身体急変時の疾患分類(→p.031、図 16)でみるように、精神科において本症は稀ではないにもかかわらず、です。

　このように現時点(2006 年 4 月現在)では精神科では肺血栓塞栓予防に保険は算定できませんが、それでも危険因子をアセスメントし、危険因子を多数有する症例には積極的に予防策をとるべきです。

　本症はひとたび発症すると死亡することもあり、重大な結果をもたらします。したがって、本症予防に向けた対策が、対効果・対費用の面からも重要になってきます。

## Box 隔離室症候群になってしまったら

隔離室症候群を疑ったら、突然死の危険があるので早めに専門医に連絡することが大切です。呼吸循環不全が起こりますので、酸素投与や静脈路の確保を行なう必要があります。ヘパリンの投与や場合によっては手術（肺動脈血栓摘除術、下大動脈フィルター留置）になります。

隔離室症候群はいったん発症すると約1割は重篤になりますので、あくまでも予防が大切です。

### 精神科でのリスク

では、精神科ではどのような症例が本症を起こすリスクが高いのでしょうか。

もちろん、「隔離室症候群」とか「精神運動興奮後血栓症」というあだ名が示すように、隔離・拘束は重大なリスクです。そのほか自験例を中心に肺動脈血栓塞栓症を起こした症例を分析したところ、いくつかの共通するリスクファクターが考えられました。それは、抗精神病薬を大量に内服していたり、肥満を起こしやすい抗精神病薬を飲んでいたことでした【図12】。

身体拘束や精神運動興奮以外のリスク要因としては、多剤併用（クロルプロマジン換算量で1,500 mg以上）があります。三環系抗精神病薬の内服も、肥満、高脂血症、糖尿病（インスリン抵抗性）を起こすためリスクの一つです［長嶺 2004c］。たとえば低力価群のクロルプロマジン（ウインタミン®やコントミン®）、レボメプロマジン（ヒルナミン®やレボトミン®）といった薬は、その化学構造が三環構造（ベンゼン環という甲羅のような化学構造を三つ並べたもの）になっていて、その構造をもつ薬は代謝系副作用（肥満、高脂血症、糖尿病）などが起こりやすいといわれているのです。

非定型抗精神病薬では、クロザピン（日本未発売）や、類似の構造を有するオランザピン（ジプレキサ®）でのリスクが高い可能性があります。

図12 統合失調症における隔離室症候群のリスクを高める因子

❶ 3日間以上の身体拘束
❷ 数日前までの精神運動興奮
❸ 多剤併用（クロルプロマジン換算量1,500 mg以上）
❹ 三環系抗精神病薬の内服
❺ 肥満、高脂血症、糖尿病（インスリン抵抗性）

【図13】に隔離室症候群で注意すべきことについてまとめておきました。

## 予防

肺動脈血栓塞栓症の予防方法は【図14】に示しました。
（1）早期歩行と積極的な運動、（2）弾性ストッキングの着用、（3）間歇的空気圧迫法、（4）低用量未分画ヘパリン（抗凝固剤）がありますが、まず早期歩行がいちばん大切です。つまり身体拘束の解除がもっとも有効なのです。

しかし身体拘束は治療上必要だから行なっているわけで、現実的には安全な方法を考える必要があります。隔離・拘束が長時間に及ぶ場合は、他動的な運動、それも単なるマッサージではなく足底の背屈運動を取り入れたケアを行なうとよいでしょう。身体拘束を時間ごとに解くことも励行していただきたいところです。うっ血を起こすような拘束帯もなるべく使用しないほうがよいと思います。

図13　隔離室症候群で注意すべきこと

1. 身体拘束解除直後に起こりやすい
   （初回歩行、排尿排便時には特に注意を）
2. 初発症状
   不安感、呼吸困難、頻呼吸、胸痛、咳嗽、頻脈、チアノーゼ、右心不全、血圧低下、失神、心停止
3. 対応（まず疑うことが大切）
   ❶ $SpO_2$ 測定、$O_2$ 投与、❷ ヘパリン 5,000 単位静注、❸ 内科や総合病院への転送
4. 早期診断にはヘリカル CT が有用

図14　隔離室症候群の予防方法

1. 早期歩行と積極的な運動
   下肢の自動・他動運動、マッサージ、足関節の背屈、早期離床
2. 弾性ストッキング
   弾性ストッキング、弾力包帯
3. 間歇的空気圧迫法
4. 低用量未分画ヘパリン
   8〜12 時間ごとに低用量未分画ヘパリン 5,000 単位皮下注

メタボリックシンドローム(→p.060)を有する症例で、身体拘束を行なう場合は、はじめから弾性ストッキングを着用させるべきです。肥満が強く、ストッキングが合わないときは、弾力包帯が有用です(ストッキングにしろ包帯にしろ、精神科では自傷行為の凶器となりうる点に配慮が必要)。

　また、既往に肺動脈血栓塞栓症がある患者さんに対して身体拘束を行なうときは、内科と相談し、ヘパリンの投与も考慮すべきです。

# 突然死の原因

抗精神病薬を内服している人に突然死が多いことが報告されています。【図15】に統合失調症の患者さんの突然死についてまとめてみました。不整脈と肺動脈血栓塞栓症が多い印象です。

統合失調症の患者さんの身体急変時の疾患をみると、【図16】のように分類できます。処置をするまでの時間的な猶予が少ない病態、つまり緊急度が高い病態が上にくるように並べました。私は患者さんが急変したときは、これらの疾患を思い浮かべながらすばやく鑑別をするようにしています。

循環器系の疾患による急変は時間的猶予がなく、すばやい対応をしても残念な結果に終わることがあるので、やはり「予防」が重要です。急変を起こさないようにするには日ごろから体重、血圧、血糖、コレステロールに注意しておく必要があります。また、動脈硬化が基礎にあって抗精神病薬を内服していると突然死のリスクが高くなるので注意が必要です。

図15 統合失調症患者の突然死

- 精神科入院患者は、諸外国では、一般住民に比べて高い死亡率を示すことが報告されている。

- 不整脈死が多いと推測されているが、それ以外の要因も多い。

- 死因不詳例が少なからず存在する。

- 解剖検査で、肺動脈血栓塞栓症、心筋の虚血性変化を発見することがある。

- 冠動脈や刺激伝導系の粥状硬化が認められることがある。

図16 精神科病院における身体救急疾患の分類（長嶺）

❶ 不整脈（QT延長、PR延長）
❷ 心筋梗塞
❸ 肺動脈血栓塞栓症（隔離室症候群）
❹ 誤嚥・窒息、誤嚥性肺炎
❺ 水中毒（けいれん、意識障害）
❻ 糖尿病性ケトアシドーシス（DKA）
❼ イレウス（敗血症、バクテリアル・トランスロケーション）
❽ 横紋筋融解症（悪性症候群を含む）
❾ 消化管出血
❿ 脳血管障害

緊急度が高い

その他、外因性のものとしては、以下がある。
①大量服薬、②大量服薬以外の自殺企図、③その他の事故

# [b…呼吸器系]

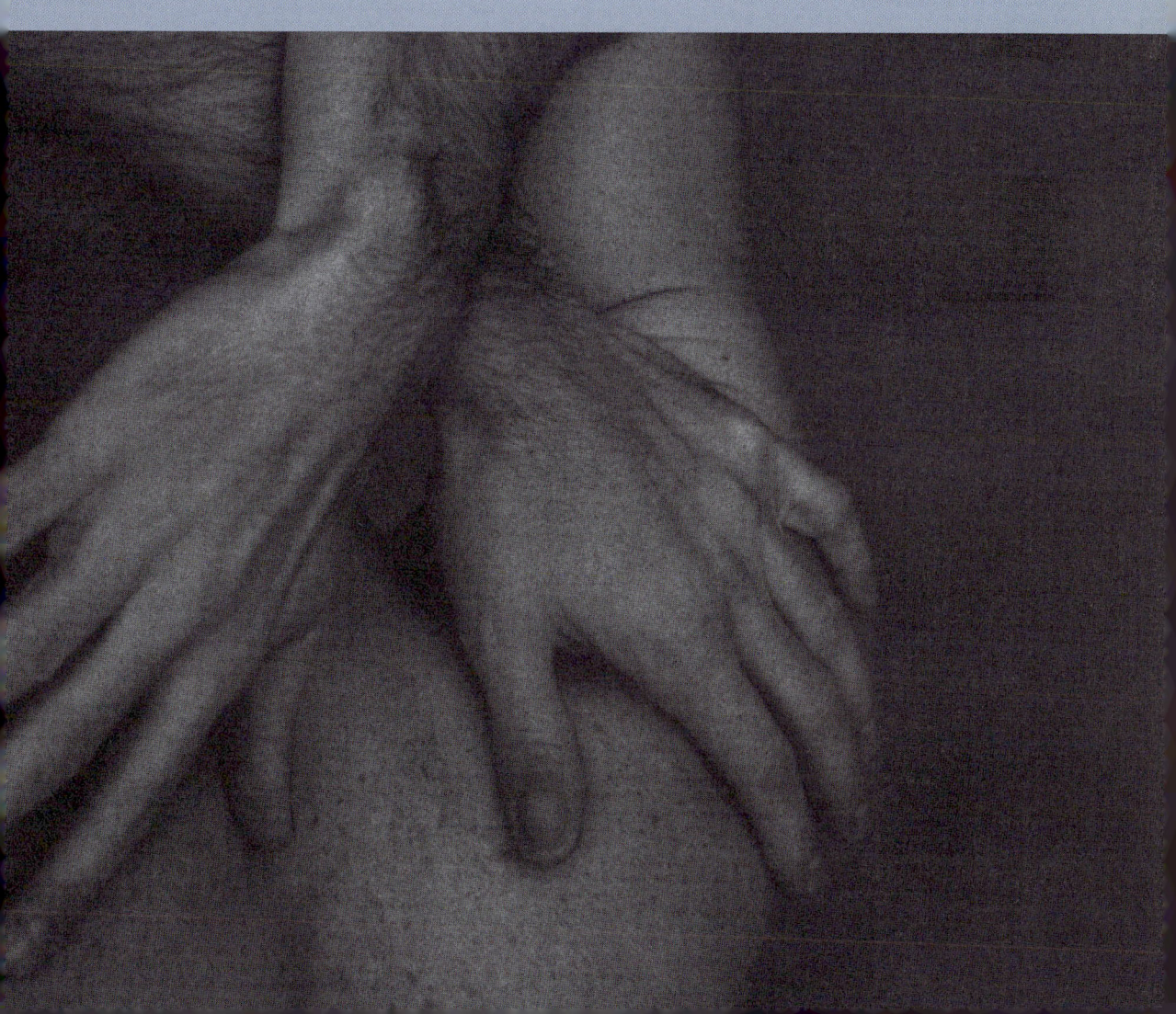

# 誤嚥性肺炎

微熱、倦怠感が続くときは疑おう。
錐体外路症状と咳嗽反射の低下が引き起こしていることも。

## 3

　誤嚥・窒息は、さっきまで元気だった患者さんが突然命を失うことにもなりかねない病態です。では誤嚥・窒息はどうして起こるのでしょうか。

　統合失調症の患者さんに多くみられる、「早食い」という食行動の問題もたしかにあります。しかし、抗精神病薬を至適投与量を超えて使用することによって引き起こされる誤嚥・窒息もあるということを、これから説明していきましょう。

### 唾液の流れ込みでも肺炎を起こす

　窒息ほど劇的な症状は示しませんが、誤嚥性肺炎も生命予後に重大な影響を与える抗精神病薬による副作用です。どのようなときに誤嚥性肺炎を疑うかというと、抗精神病薬が増量になり、微熱が出るようなときです。

　誤嚥する物は食物が多いのですが、夜間寝ているときの唾液などでも肺炎を併発することがあります。これは意外に知られていません。

　食事のときに水物はむせやすいので、嚥下反射が著しく低下している症例には、水分を澱粉で固めて飲用させる方法も誤嚥予防には有用です（でも本来の食感がなくなるので患者さんには不評なことが多いようですが）。

図17　誤嚥性肺炎のX線像

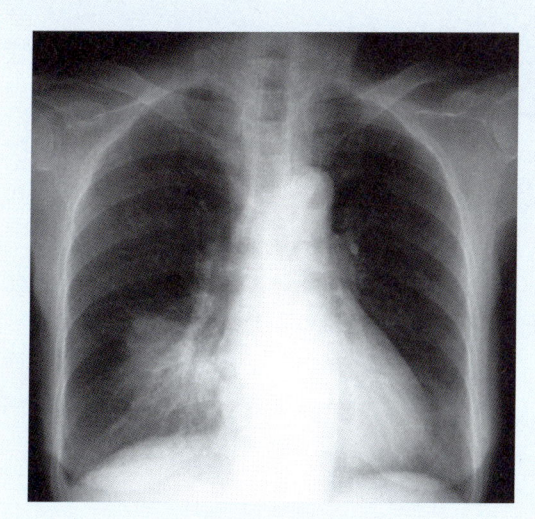

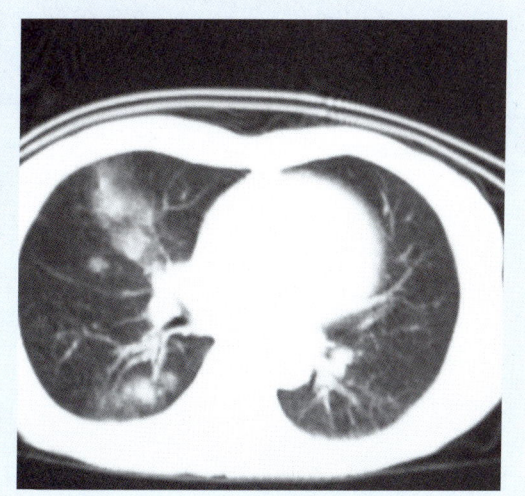

## 気づきにくい精神科での誤嚥性肺炎

　明らかなむせ込みがないのに誤嚥していることもあります（不顕性誤嚥）。さらに、咳嗽や胸痛などの呼吸器症状が少なく、微熱や倦怠感などの不定愁訴しか認めないことが多いのです。胸部X線撮影や血液検査でCRP（C反応性蛋白）などの炎症物質を測定するとよいでしょう。

　【図17】は抗精神病薬が多剤であるうえに1,600 mg/日に増量になり、微熱と倦怠感が出現した症例の胸部X線写真です。咳はありません。右下肺野に浸潤影を認めます。胸部CTでは右気管支のS8とS10の領域に浸潤影を認めます。気管支ファイバーで気道分泌物の細菌培養を行ないましたが、ナイセリアなどの口腔内常在菌しか検出されませんでした。しかしCRPは20.3 mg/dLと著しく高値で、肺炎を示していました。

　輸液と嫌気性菌を考慮した抗生物質の投与、ならびに口腔内清拭を行なったところ、約2週間で軽快しました。「簡易嚥下テスト」を施行しましたが、2 mLの蒸留水を咽頭に注入しても嚥下反射はまったく起こらず、嚥下反射の低下が証明されました。つまり気づかないうちに誤嚥を繰り返し、肺炎になっていたのです。

## 錐体外路症状が引き起こす嚥下障害

図18 誤嚥性肺炎と抗精神病薬の量
[長嶺 2005a]

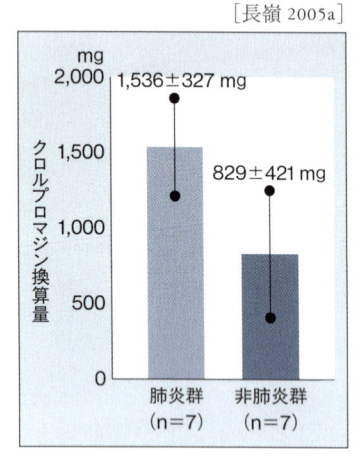

では誤嚥性肺炎はどのような症例で起きやすいのでしょうか。性、年齢、入院期間をマッチさせた検討では、【図18】に示すように、抗精神病薬の量が多いほうが誤嚥性肺炎を起こしやすいという相関がみられました[長嶺2005a]。

これは大量の抗精神病薬による「錐体外路症状」と「気道の咳嗽反射の低下」が、嚥下障害の原因になっているからです。

錐体外路症状(→p.112)は、歩行障害、ジスキネジア、ジストニア以外にも嚥下障害など多面的に症状が出ます。明らかに抗精神病薬の副作用です。

PETを用いたデータでは、線条体でのドーパミン遮断が78％を超えると錐体外路症状が出現するといわれています。

## Box サブスタンスPの濃度を上げるには

咳嗽反射や嚥下反射を制御する物質に、サブスタンスPがあります。サブスタンスPが低下すると咳嗽反射や嚥下反射が低下し、誤嚥を起こしやすくなります。サブスタンスPを制御するのは脳のドーパミンです。抗精神病薬はドーパミンを低下させるため、サブスタンスPの低下を介して誤嚥を起こしやすくします。

ところで、サブスタンスPはACE（アンジオテンシン変換酵素）によって分解されます。したがって、ACEを阻害する薬を使えばサブスタンスPが分解されないので、サブスタンスPの濃度が高くなって嚥下反射が改善するのです。しかしACE阻害薬は高血圧の薬です。したがって、血圧に影響を与えない少量のACE阻害薬を投与して、嚥下反射の改善を試みる治療が行なわれています。

さらに近年、脳梗塞の患者さんで黒質線条体の血流を増加させるシロスタゾール（プレタール®）を使用し、誤嚥性肺炎を予防する治療も行なわれています。その作用機序はまだ明らかになっていませんが、ドーパミンの低下を防ぐことによってサブスタンスPの濃度が上がることが推測されています。

これはおおよそ、クロルプロマジン換算量で400〜600 mgです。また、非定型抗精神病薬よりも定型抗精神病薬のほうがより起こしやすいということもいえます。抗精神病薬の至適用量を考えることで誤嚥は予防できるはずなのですが、実際は抗精神病薬の治療域(therapeutic window)を超えて使われている症例が多いのが現状です。

## サブスタンスPの低下で起こる「気道の咳嗽反射の低下」

もう一つの原因に、抗精神病薬による「気道の咳嗽反射の低下」があります。

上気道での嚥下反射および咳嗽反射を制御する物質はサブスタンスPです。サブスタンスPは知覚神経終末より遊離・放出されます。気道系のサブスタンスPは迷走神経知覚枝頸部神経節の刺激で分泌されますが、その制御は主に脳内のドーパミン作動神経でなされているのです。

したがって脳梗塞などで線条体のドーパミン分泌が低下するとサブスタンスPが低下し、嚥下反射や咳嗽反射が低下します。脳血管障害(特に大脳基底核の障害)で不顕性の誤嚥が多いのは、ドーパミンの低下によるサブスタンスPの低下によると考えられています。

図19 抗精神病薬による嚥下障害

```
抗精神病薬
   ↓
ドーパミン↓
(黒質線条体)
   ↓
サブスタンスP↓
ブラジキニン
   ↓
咳嗽反射低下
嚥下反射低下
   ↓
不顕性誤嚥
   ↓
誤嚥性肺炎
```

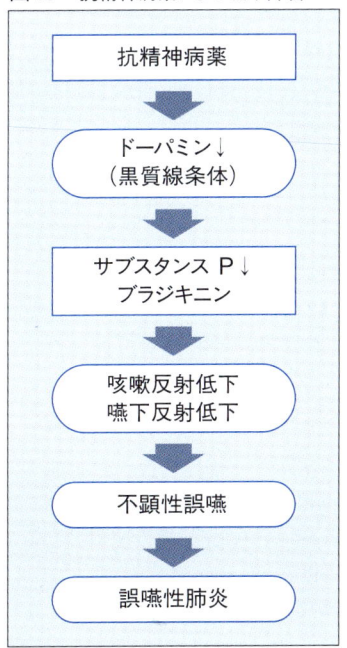

図20 精神科の誤嚥性肺炎の特徴と治療法

- 明らかな誤嚥や呼吸器症状を認めなくても、嚥下性肺炎であることがある。いわゆる不顕性の誤嚥である。食事をこぼすときは嚥下反射が低下していると考えられるので誤嚥性肺炎のリスクが高い。
- 誤嚥性肺炎のレントゲン像はさまざまある。一般的には浸潤影は解剖学的な気管支の角度から右下葉が多い。しかし統合失調症患者では必ずしもそうではない。
- 抗精神病薬が増量になり錐体外路症状が出現しているときは、歩行だけでなく誤嚥性肺炎にも注意を払う必要がある。
- 嫌気性菌の増殖が起こり、急激に呼吸状態が悪化することがある。$SpO_2$の測定を行なうべきである。
- 喀痰培養を行なうとよいが、痰の喀出が悪いので、カテーテルによる採取が有効である。
- 全身の炎症ととらえ、輸液と感受性があると推測される抗生物質の投与を行なう。その際、グラム陰性桿菌と嫌気性菌を念頭におくとよい。抗生物質の選択(empiric therapy)は第2・第3世代セフェムやカルバペネムが適応になることが多い。

ということは、抗精神病薬で線条体のドーパミンを遮断する治療を行なえば、同じようにサブスタンスＰ分泌の低下を介して、嚥下反射や咳嗽反射が低下するのです【図19】。

　これと逆の現象ですが、よく知られた事実として、高血圧の薬であるアンジオテンシン変換酵素阻害薬（ACE阻害薬）は、数％〜十数％の割合で副作用として空咳がみられます。これはACE阻害薬がサブスタンスＰの変性・分解を阻害するからです。その結果、局所（気道）におけるサブスタンスＰ濃度が高まり、咳嗽が起こるのです（p.036、Box参照）。

　【図20】に、精神科における誤嚥性肺炎の特徴と治療法を列挙しました。

# 気道確保を第一に

## ■統合失調症の患者さんは喉に詰めやすい

食事やおやつの時間に入院患者さんが急変したら、その原因は誤嚥・窒息であることが多いのはよくご存じのことと思います。統合失調症の患者さんは食べ物を喉に詰めやすいのです。これは抗精神病薬による副作用によって、嚥下反射や咳嗽反射が低下していることが影響していると考えられます。

施設内で誤嚥・窒息が起こったらどうしていますか。急変時はあわてますから、事前に急変時の対応マニュアルを作成し、日ごろから救急の器具や薬品を点検しておきましょう。

窒息しているとあわてて掃除機に器具をつけて吸引することもあるようです。道具がないなら仕方がありませんが、病院内での誤嚥・窒息なら医療用の吸引器があるはずですから、それを使用すべきです。掃除機は吸引圧の調節ができないし、口腔咽頭を傷つけます。

口腔・気道異物を除去する手技としては、ハイムリック法、用手的に摘出する方法、異物鉗子を利用する方法、気管支ファイバーを利用する方法があります。いずれもとっさの判断で行なわなければなりませんので、日ごろから器具に習熟しておきたいものです。

## ■異物除去より気道確保

急変時にあわてるなといっても無理な話ですが、異物を取ろうとばかり焦っていると、それが取れないときは救命できないことになってしまいます。異物除去にとらわれてはいけません。基本は「気道確保」であり、「心肺蘇生」であることを念頭におくべきです。

干し柿が喉頭蓋を完全に塞いで弁のようになり、窒息を起こした例を経験したことがあります。突然意識を失い倒れたので、けいれん発作と間違えられたくらいです。呼吸停止が来ていたので蘇生を始め、挿管しようとして喉頭鏡で喉頭展開したら、なにやら赤いものが見えました。すぐさまマギールの異物鉗子で摘出したところ、干し柿だったのです。呼吸もすぐに回復し、事なきを得ました。

ビスケットなどの菓子が唾液に溶け液状化したような異物の誤嚥は、ぜんそく様の呼吸から気づくこともあります。もし誤嚥と気づかず食べつづけて、大量のビスケットが気道内に入ってしまったらやっかいで、そういう場合は気管内挿管をして吸引しながら酸素投与するのがよいです。パンも同様にやっかいで、気管内挿管をしないと救命できないことがあります。

チョコボールを噛んだときにその半分が気管に入り、胸苦しさを訴えた症例もありますが、これは気管支ファイバー下に鉗子で引っ掛けて摘出できました。

いずれにしても低酸素血症になるくらいの誤嚥であれば、喉頭鏡による喉頭展開が必要になります。そして続発性の肺炎は必発します。いま一度「気道確保」について考えておくことをお勧めします。

# 4 肺結核

精神科は結核が起こりやすい環境にある。
しかし咳嗽がないこともあり、発見しにくいので要注意。

　肺炎像で問題となる感染症に結核があります。精神科病院は結核の罹患率がいまだに高く、ときに院内感染が問題となります。肺炎像をみたとき、肺結核は常に鑑別しなければならない疾患の一つです。

　一般的に誤嚥性肺炎は中・下肺野の影が多いのですが、肺結核では上・中肺野の影が多いといえます（しかしこれはあくまでも原則です。結核の影はどこに出ても不思議ではないので注意してください）。

### 咳嗽がまったくない！ 統合失調症の肺結核

　【図21】に胸部X線像を示した症例は、32歳男性の統合失調症の患者さんです。嚥下反射が低下し、過去に何度か誤嚥性肺炎を繰り返していました。抗精神病薬は定型抗精神病薬を中心に多剤併用処方でした。クロルプロマジン換算で約1,800 mg/日です。

　X線写真をよくみると、右上肺野に空洞を認め、右に胸水の貯留を認めます。まったく咳はしません。ただ体重が少しずつ減少してきていて、夕方になると微熱が出ます。喀痰も出ません。

　そこで胃液を採取し、結核菌の検査をしました。塗抹とPCR-tb（PCRとはpolymerase chain reactionの略で、核酸増幅検査のこと）、および培養を行なったところ、ガフキー5号

図21 肺結核のX線像

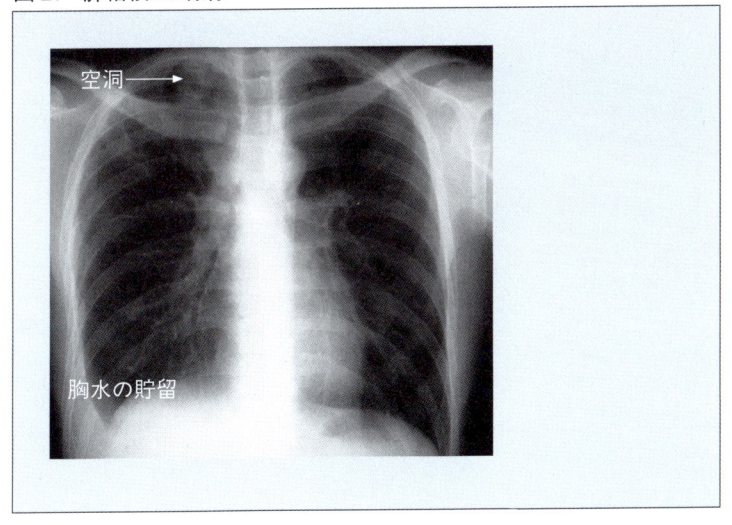

空洞→
胸水の貯留

で、PCR-tb が陽性で、肺結核と診断しました。繰り返しますが、「本症例は咳嗽はまったくなく」「発熱と体重減少を認めるのみ」でした。

一般的に肺結核を疑う症状として、(1) 2週間以上持続する咳嗽、(2) 微熱、(3) 胸痛、(4) 全身倦怠感・体重減少、(5) 血痰といわれています。しかし統合失調症でみられる肺結核ではこれらの症状がそろうことのほうが少ないのです [長嶺ほか 2002b]。抗精神病薬を内服していると、誤嚥性肺炎の項で説明したように、咳反射が低下してしまうからです。また、肺結核が精神科病院で多いのは、肺結核の特徴といえる症状が抗精神病薬のためにマスクされてしまい、発見されにくくなってしまうことも一因かと思います。

抗精神病薬は、至適投与量が本当に重要です。抗精神病薬を内服している患者さんでは咳嗽があてになりませんから、理由が説明できない体重減少や微熱を観察したら、一度は肺結核を疑う必要があります。そのときは、胸部X線写真の撮影と PCR-tb を含めた喀痰検査を行なうとよいでしょう。

【図22】に、統合失調症の患者さんの結核の罹患率が高く、集団感染化しやすい理由をまとめました。

図22 統合失調症の患者さんに肺結核が起こりやすく集団感染もしやすい理由

- 咳嗽が少なく症状が定型的でないことがあるため、発見しにくい(ドーパミン↓するとサブスタンスP↓となり咳嗽反射↓)。
- 精神症状により身体症状がマスクされやすい。
- 喫煙習慣が高い。
- 患者どうしが一か所に集まることが多い。
- 病棟の換気が不十分である。

## 精神科は院内感染が起こりやすい環境にある

肺結核を診断したら、2日以内に保健所に届け出なければなりません。そして院内感染対策を行なう必要があります。

図23 インフルエンザ流行時の抗精神病薬のリスク

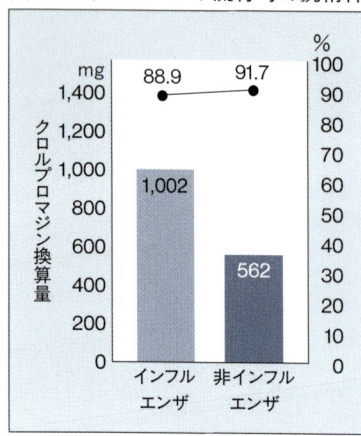

|  | インフルエンザ群 | 非インフルエンザ群 |  |
|---|---|---|---|
| 人数 | 36名 | 24名 |  |
| 年齢 | 56.0±15.2歳 | 58.3±17.2歳 | P>0.05 |
| ワクチン | 88.9% | 91.7% | P=0.725 |
| クロルプロマジン換算量 | 1,002±254 mg | 562±235 mg | P<0.01 |

ワクチンの接種にかかわらず、抗精神病薬の量(クロルプロマジン換算量)が多いとインフルエンザに罹患しやすい傾向がある。

図24 精神科病院でさまざまな院内感染が起こりやすい理由

- 病棟や病室が閉鎖されていることが多く、換気が十分行なえない。
- 病棟内で患者が一か所に集まることが多い。
- 喫煙率が高く、喫煙場所の換気が十分でない。
- 精神症状により身体症状の訴えがはっきりしないことがある(診断が遅れる)。
- 抗精神病薬を長期にわたり服用しており、その副作用(嚥下障害、白血球減少症など)がベースにある易感染性の患者がいる。

　感染危険度指数は、「ガフキーの号数×咳嗽の持続期間(月)」で表されます。統合失調症の患者さんの肺結核は咳嗽が少ないので、感染危険度指数は小さくなってしまいますが、指数が小さいからといって集団感染のリスクが少ないというわけではありません。

　また事後処置として、同じ病棟の患者さんおよび職員に対して適切な検診を行なう必要があります。こうした地道な作業をしないと、院内感染を起こすことになります。

　院内感染は肺結核だけではありません。特に閉鎖病棟は換気がしにくく、一度病原菌が病棟内に入ると蔓延しやすい環境ですから、精神科病院ではインフルエンザ[長嶺ほか 2000b]や肺炎球菌[長嶺 2001]による院内感染の報告がみられます(インフルエンザについては[図23]参照)。

　院内感染の標準的予防策(スタンダード・プリコーション)は、実に当たり前ですが、うがいと手洗いです。簡単なようでこれがけっこう難しいのですが、うがい、手洗いを励行するとたしかに院内でのウイルス感染は減少します。またワクチンが有効なもの、たとえばインフルエンザは、流行期の1か月前までにワクチンの接種を行なうと集団感染をある程度防げます。

　精神科病院で院内感染が起こりやすい理由を[図24]にまとめました。

## 耐性菌と院内感染

耐性菌として問題となる菌は、黄色ブドウ球菌(MRSA)、腸球菌(VRE)、肺炎球菌(PRSP)、インフルエンザ菌(BLNAR)、緑膿菌(MDRPA)、結核菌(MDRTB)があります。いずれも治療に抵抗するやっかいな菌です。

薬剤耐性を防止するには、感染予防(予防接種、カテーテルの抜去など)、効果的な診断と治療(起炎菌に照準を当てた治療、抗生物質の使用基準、地域の感受性データの使用など)、抗生物質の賢い使用(菌は検出されるが病原性のない状態 ── コンタミネーションや定着 ── には抗生物質を投与しない、バンコマイシンを中止するタイミングなど)、接触感染の防止(感染源の隔離、接触感染の防止など)があります。

これらのことを病院という組織で取り組んではじめて院内感染は予防できます。

# [C…消化器系]

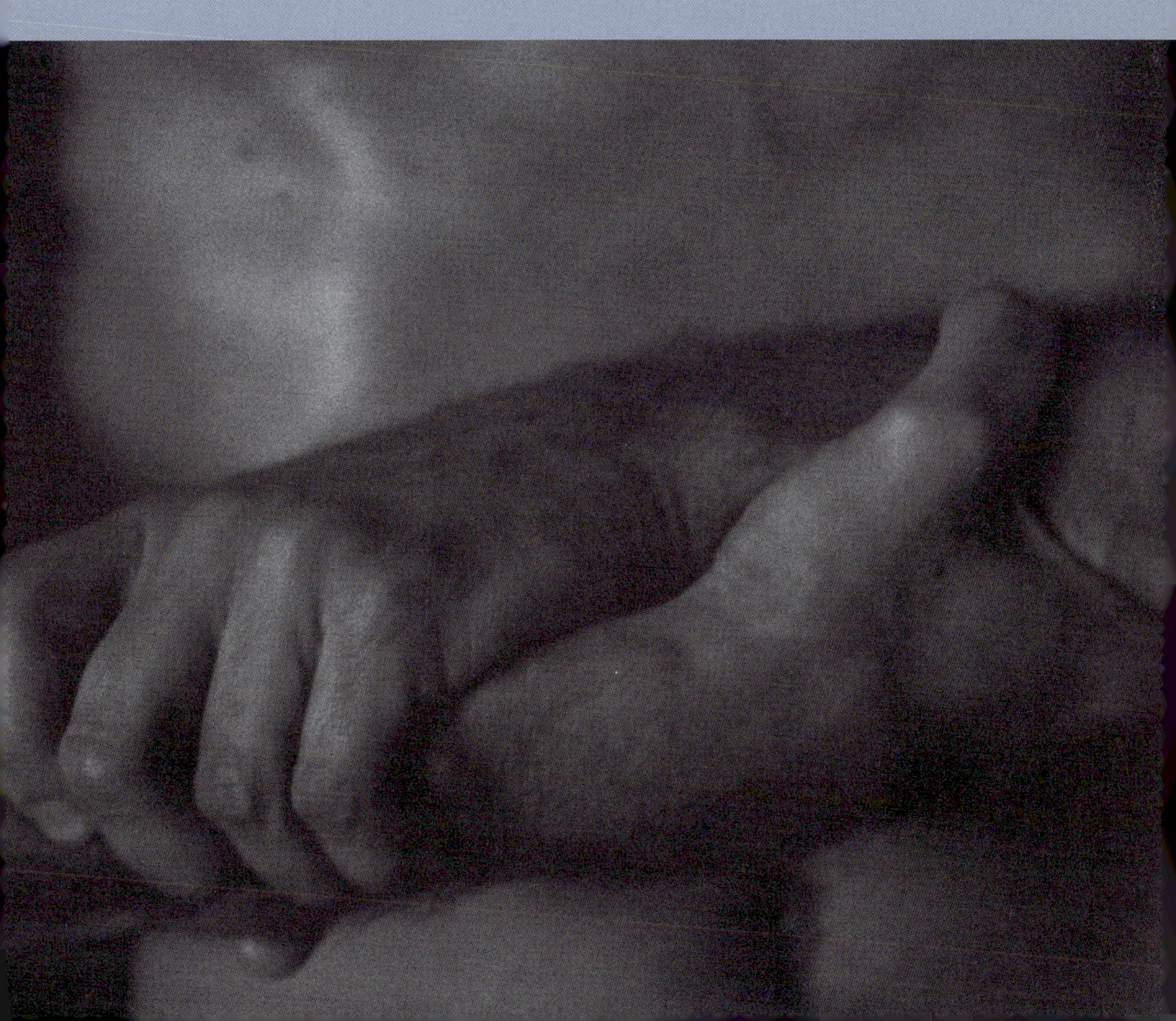

# 麻痺性イレウス

大量の抗精神病薬や抗パーキンソン病薬が消化管機能を低下させる。
嘔吐がなくても要注意。

**5**

## イレウスは日常的?

　抗精神病薬と消化管異常の関係は、古くから問題にされています。大量の抗精神病薬は消化管機能を低下させるのです。

　抗精神病薬を内服すると、どうも便が出にくくなります。排便習慣がくずれて慢性の便秘になります。ときには腸管の麻痺を併発し、麻痺性イレウスを起こします。私の医師としての仕事の半分以上は「便との戦い」といっても過言ではありません。また、精神科病院には「浣腸のプロ」と呼ばれる看護師さんが多くいます。精神科臨床で排便の問題は、それくらい日常的だということでしょう。

　またイレウスでは嘔吐がつきものですが、抗精神病薬による麻痺性イレウスでは嘔吐が認められないことがあります。抗精神病薬には制吐作用があるからです。

　以上のことから、イレウスの早期発見は、一にも二にも排便の確認と、触診を含めた腹部の観察であることがおわかりになるでしょう。

　56歳の男性の患者さんの事例を紹介します。

　定型抗精神病薬をクロルプロマジン換算で約1,400 mg/日内服中でした。抗パーキンソン病薬もビペリデン換算で6 mg/日内服していました。そこに非定型薬へのスイッチング

図25 麻痺性イレウスのX線像

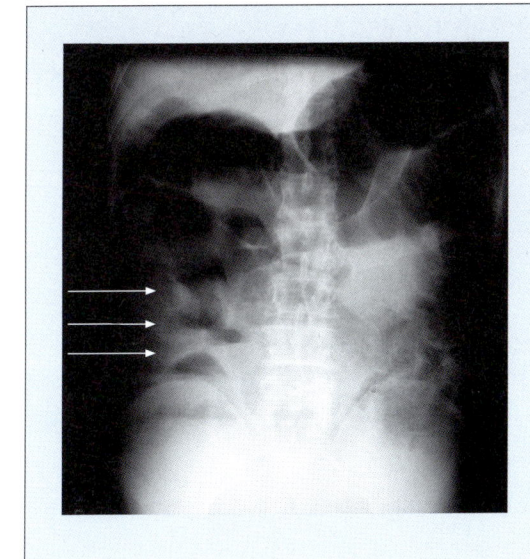

腹部立位単純X線写真でニボーが多数見られる。下へ水が溜まり、上へ空気が行っているために、水平に切れたような影が写っている。

が考慮され、オランザピンが10 mg/日追加になりました。

すると、もともと下剤を大量に内服してどうにか排便があったのが、数日間便が出ず腹部が膨満してきました。嘔吐はありませんでしたが、食欲もなくなったため、腹部X線写真を撮ってみました[図25]。

すでにりっぱなニボー(鏡面像)が出現しており、麻痺性イレウスです。絶食にし、輸液を行ないながら高圧浣腸を行なったところ、約1週間でイレウスは解除しました。

## 抗コリン作用によるイレウスの機序

抗精神病薬によるイレウスの機序は、抗コリン作用によります。

抗コリン作用により腸管の運動機能が低下し、糞塊が腸内に停滞します。腸管壁は糞塊で無理やり押し広げられます。慢性的に腸管の蠕動運動が低下し、恒常的に糞塊により腸管壁が物理的に進展されつづけると、腸管の平滑筋の断裂が起こり筋層が薄くなります。すると腸管の筋層内にあるAuerbach神経叢の変性が起こり、さらに腸管の蠕動運動が低下するという悪循環に陥ります。

統合失調症の患者さんでは、このような機序から巨大結腸になりやすく、抗精神病薬が増量になったり、抗パーキンソン病薬が増量になると簡単にイレウスになるのです。定型抗精神

★03―低力価薬　鎮静作用や催眠作用が強いフェノチアジン系抗精神病薬で、たとえばクロルプロマジンやレボメプロマジンなどです。ちなみに抗幻覚妄想作用が強いブチロフェノン系抗精神病薬は「高力価薬」で、たとえばハロペリドールなどです。

病薬とセットで使われる抗パーキンソン病薬も抗コリン作用が強く、消化管運動を低下させることを忘れないでください。

さて、抗精神病薬の種類によっても、イレウスのなりやすさは違います。クロルプロマジン（コントミン®）などの低力価薬[★03]は抗コリン作用が強く、便秘やイレウスを起こしやすいのです。

非定型抗精神病薬ではクロザピン（日本未発売）が抗コリン作用が強く、便秘を起こしやすいといわれています。ついでオランザピン（ジプレキサ®）やクエチアピン（セロクエル®）です。リスペリドン（リスパダール®）やペロスピロン（ルーラン®）は抗コリン作用が比較的弱く、単剤で至適投与量の範囲で用いるのであれば便秘の頻度は少ないといえます。

非定型抗精神病薬とイレウスとの関連について、注意すべき点を[図26]に示しました。抗精神病薬が単剤で処方されているときはイレウスの発症は少なく、多剤併用や抗パーキンソン病薬が併用になっているときが圧倒的に多いのです。クロルプロマジン換算量が1,500 mgを超えると、明らかにイレウスを起こしやすくなります[図27]。

### 巨大結腸症を予防しよう

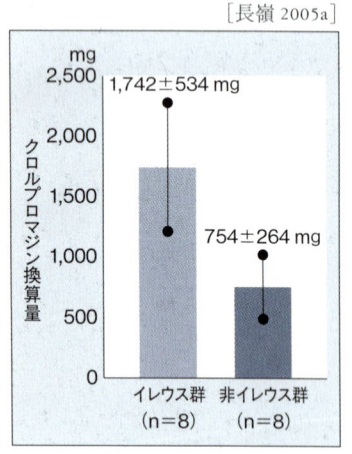

便秘を慢性的に放置しておくと巨大結腸症になります。巨大結腸症を予防する方法を[図28]に示しました。

便秘になるとどうも下剤を投与したくなります。しかし下剤の大量投与は、腸管神経の変性を起こす危険性が指摘されています。下剤を常時大量に服用させる方法は、実は便秘をつくっているのかもしれません。

適度な運動や排便習慣をつけることが大切です。腸内環境を整える意味で、プロバイオティクス（→p.049、Box参照）を利用するのもよいと思います。しかしいちばんの予防方法は、抗精神病薬を多剤併用しないことです。

### 消化管はただの管ではない

ところで、消化管は「便の通り道」だけではありません。消化管にあるリンパ装置は重要な免疫臓器なのです。

また、消化管は各種の生理活性物質も分泌します。数年前に胃からグレリンというホルモンが見つかり、消化管から脳

図26　非定型抗精神病薬とイレウス

・適切な非定型抗精神病薬の使用は、イレウスを減少させる。
・非定型抗精神病薬を使用しても、定型抗精神病薬に追加する形では、イレウスを減少させることはできない。
・受容体占拠率が5HT$_{2A}$>D$_2$の範囲で使用するとイレウスは起こりにくい。
・単剤で使用しても、大量になるとイレウスは起こりやすい。

図27　イレウスと抗精神病薬の量
［長嶺 2005a］

へのメッセージが送られていることがわかりました。ちなみに脳と消化管をつなぐ迷走神経は、脳から消化管へ（遠心路）より、消化管から脳へ（求心路）のほうが多いのです。消化管が「第二の脳」と呼ばれる所以です。

移植医療で小腸の移植は難しいのですが、それは技術的に管をつなぐことが困難なのではなく、免疫などの機能を有しているため、拒絶反応を起こしやすいからです。消化管はただの管ではないのです。

抗精神病薬による消化管の機能異常は免疫系にも影響を与えていることが推測されます。消化管を侮るなかれ、です。

みなさんは、イレウスまでではないけれど、慢性の便秘患者のなかから突然、原因不明の重篤な感染症になる症例を経験されたことがあるのではないでしょうか。不思議な現象ですが、消化管がただの管でないと考えれば理解しやすいことですね。抗精神病薬で「第二の脳」を痛めつけないようにしなければなりません。

図28 巨大結腸症

Ⅰ．巨大結腸症とは
結腸の内径が6cm以上で、Haustraが消失した状態

Ⅱ．巨大結腸症の予防
❶ 抗コリン作用の強い薬物を複数併用しない
❷ 三環系抗うつ薬、抗パーキンソン病薬の長期併用を避ける
❸ 排便習慣をつける
❹ 適度な運動をする
❺ 食事を適切に
❻ 腸内環境を整える（プロバイオティクス）

## Box　下剤よりプロバイオティクス

「便秘をすれば下剤の投与」という安易な発想が、結果的には問題を大きくしています。下剤の量が増えればそれだけ便秘が減るかといえば、そうではありません。逆に下剤の効果が減少し、色素変性症で便秘になることも考えられるのです。

統合失調症患者の便秘では、抗コリン作用のある薬物を少なくすることがいちばん重要です。具体的には抗パーキンソン病薬を併用しないですむ薬物療法を考えなくてはいけませんし、抗コリン作用が強いクロルプロマジンなどの安易な使用は控えるべきです。

とはいえ精神科病院では慢性の便秘が非常に多いのですから、なんらかの対処が必要ですね。たとえば無理に腸管を動かすのではなく、腸内細菌のバランスを変えることにより、便秘を防ぐ方法もあります。プロバイオティクスの応用です。プロバイオティクスとは「宿主に保健効果を示す生きた微生物」のことです。

腸内細菌のパターンをみる方法がこれまでなかったのですが、分子生物学的手法によって腸内細菌の多様性解析が可能になりました。その方法で慢性期の統合失調症患者の腸内細菌パターンを調べてみると、ビフィドバクテリウム属が少ないことがわかります。つまり、腸内細菌層のパターンが偏っていることが便秘のリスクであると推測されます。そこにプロバイオティクスの投与の意義があります。

私の経験では、統合失調症患者の便秘には乳酸菌、酪酸菌、糖化菌合剤を使用すると一定の効果がある印象です。しかしまだ科学的根拠までは出ていないので、今後の研究が必要な分野でしょう。

# Box 便秘はこわい！

抗精神病薬による便秘には、いろいろな弊害があることはすでに説明しました。便秘が誘因となって手術が必要になることもあります。稀な症例ですが、虫垂炎で腹膜炎になった症例を示しましょう。

### 症例

50歳代、男性の統合失調症患者さんです。精神症状は落ち着いており、施設に入所中でした。やや活動性に欠けますが、陽性症状はほとんどみられません。抗精神病薬は定型抗精神病薬が中心で、クロルプロマジン換算量で約1,200 mg/日、抗パーキンソン病薬であるビペリデン6 mg/日を内服中でした。慢性の便秘傾向があり、下剤も飲んでいました。排便は毎日あるということでしたが、量は多くないそうです。

夕方から腹痛が出現し、診察に来られました。体温は37.2℃でした。腹部を触診すると、右側腹部に圧痛があります。いわゆるマックバーニーの圧痛点あたりです。触診の手を患者さんの腹部から離すとき、痛みが増強します。腹膜の炎症が考えられました。

腹部X線写真【図29左】では、目立った所見はありません。でもよく見ると、ガスが右側にしかなく、回盲部あたりにガスが限局しています。血液検査では、白血球が12,000/mm$^3$と上昇していましたが、CRPは上昇していませんでした。腹部X線や血液検査では、急を要するようには見えませんが、触診の所見は手術が必要な腹膜炎を疑わせます。

そこで外科の病院に連絡をとり、その日の夜には開腹手術になりました。虫垂は肥大し、切除した虫垂の中には便がありました。いわゆる糞石（写真右）です。虫垂切除術と回盲部にドレーンを挿入して手術は無事終わりました。

慢性の便秘は、ときに重大な合併症を引き起こします。抗精神病薬の量が多いと便秘になりやすいのでしたね。さらに抗パーキンソン病薬は腸管の蠕動運動を低下させ、いっそう便が出にくくなりますから、糞石という病態さえ呈することがあるのです。

図29 便秘から腹膜炎を起こした症例

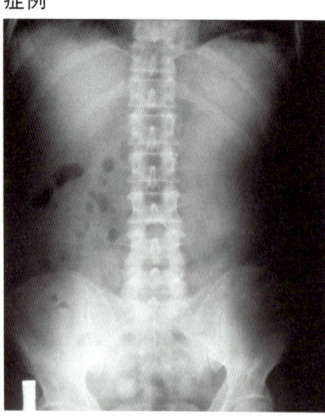

- 50歳代男性
- 統合失調症
- 気分不良、食思低下
- 37.2℃
- WBC 12,000
- CRP 0.42

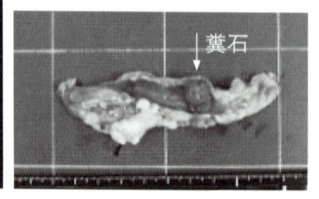

↓糞石

# バクテリアル・トランスロケーション

抗精神病薬の長期内服者は腸内環境にも気をつけたい。
腸内細菌が腸管壁を通り抜け、全身感染症（敗血症）を起こすことがある。

## 原因不明の全身感染症

　抗精神病薬を長年内服している患者さんのなかに、原因不明の全身感染症を起こし、命にかかわる状態に陥る人がいます。血液培養をすると腸内細菌が検出されることがあります。腸内細菌によって敗血症を起こした現象です。

　症例をみていただきましょう。もともと便秘傾向にあった53歳男性の統合失調症の方です。

　約2週間前よりイライラが増強し、定型抗精神病薬と抗パーキンソン病薬が増量になりました。抗精神病薬はクロルプロマジン換算量で1,400 mg/日です。2日間排便がありません。それ以外には特に変わりはなかったのですが、急に38℃台の発熱と腹部膨満と意識障害が出現しました。

　そのときの腹部単純X線写真を【図30】に示します。巨大結腸で腸管内に糞塊があるように見えます。ニボー（鏡面像）や free air（遊離ガス）はなく、イレウスとはいえません。全身状態は急激に悪化し数時間後には血圧も低下しはじめました。大量の輸液とカテコールアミンの持続点滴、強力な抗生物質の投与を行ない、小康状態を得ました。

　なお血液培養と糞便培養により、ともに大腸菌（E. Coli）が数種類検出されました【図31】。血液検査データをみると、白血球の著しい増加と幼若細胞の出現で、血中のエンドトキシ

図32 血液検査データ

| WBC | 36,400/μL |
|---|---|
| Myelo | 3% |
| Meta | 4% |
| Stab | 16% |
| Seg | 71% |
| Mono | 2% |
| Lymph | 4% |
| RBC | 357×10$^4$/μL |
| Hb | 12.3 g/dL |
| Plt | 9.4×10$^4$/μL |
| CRP | 16.4 mg/dL |
| Endotoxin | 62 pg/mL |
| TP | 7.3 g/dL |
| ALT | 74 IU/L |
| AST | 58 IU/L |
| LDH | 128 IU/L |
| γGTP | 66 IU/L |
| T-Bil | 1.4 mg/dL |
| BUN | 13.0 mg/dL |
| Cr | 0.77 mg/dL |
| Amy | 68 IU/L |
| Na | 138 mEq/L |
| K | 3.9 mEq/L |
| Cl | 98 mEq/L |

図30 バクテリアル・トランスロケーションのX線像

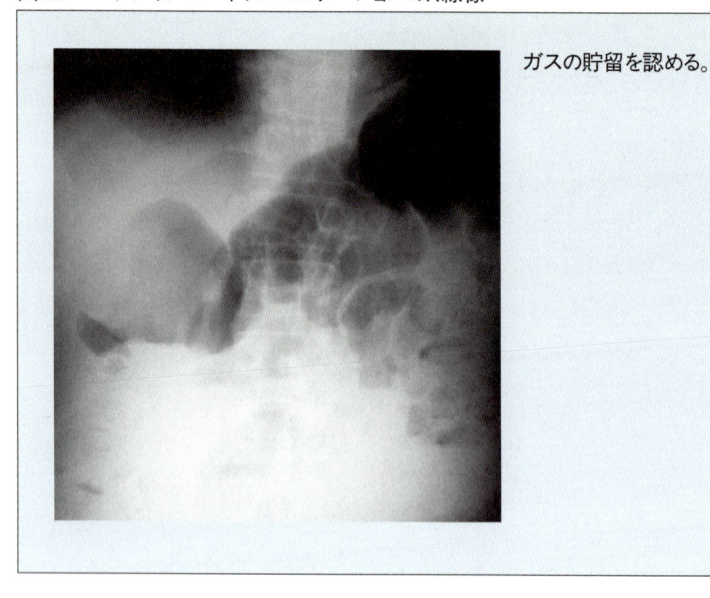

ガスの貯留を認める。

図31 検出された細菌

| 第1病日　血液 | 第1病日　糞便 | 第10病日　糞便 |
|---|---|---|
| 大腸菌<br>(CEZ-S) | 大腸菌<br>(CEZ-S) | エンテロコッカス |
| 大腸菌<br>(CEZ-R, MINO-R) | 大腸菌<br>(CEZ-R, MINO-R) | |
| | 大腸菌<br>(CEZ-R, MINO-S) | |

CEZ：セファゾリン(セフェム系)　MINO：ミノサイクリン(テトラサイクリン系)
-R：感受性あり　-S：感受性なし
エンテロコッカスは腸内常在菌の一つ。

★04―エンドトキシン　特にグラム陰性菌の菌体内に存在し、細菌が死んで体内で崩壊したときにはじめて放出される毒素。この毒素のはたらきにより、下痢をともなうショック状態、発熱、悪寒、出血や白血球減少など、さまざまな症状が出現する。

ン[★04]の上昇もありました【図32】。

けっきょく、カルバペネム系の抗生物質(メロペネム)とプロバイオティクスの乳酸菌、酪酸菌、糖化菌を投与し、どうにか回復しました。経過を【図33】に示します。

## 腸内細菌による敗血症

もともと便秘傾向がある症例で、急激に全身感染症を起こし、血液培養から検出された菌は腸内細菌(大腸菌)です。

これは急激に進行する原因不明の敗血症で、バクテリア

図33 臨床経過

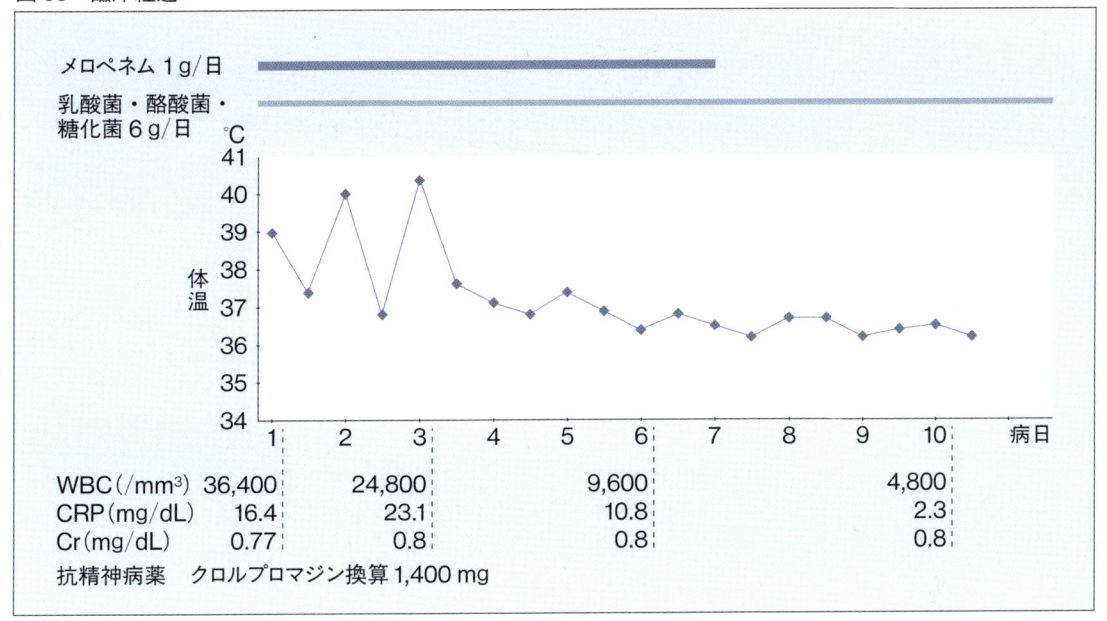

| | | | | | | | | | | |
|---|---|---|---|---|---|---|---|---|---|---|
| メロペネム 1g/日 | | | | | | | | | | |
| 乳酸菌・酪酸菌・糖化菌 6g/日 | | | | | | | | | | |

（体温グラフ：1〜10病日）

| | 1病日 | 2病日 | | 6病日 | | 10病日 |
|---|---|---|---|---|---|---|
| WBC(/mm³) | 36,400 | 24,800 | | 9,600 | | 4,800 |
| CRP(mg/dL) | 16.4 | 23.1 | | 10.8 | | 2.3 |
| Cr(mg/dL) | 0.77 | 0.8 | | 0.8 | | 0.8 |

抗精神病薬　クロルプロマジン換算 1,400 mg

ル・トランスロケーションといわれる現象です。

バクテリアル・トランスロケーションとは、本来腸管内に存在する細菌が何らかの原因で腸管壁を通って腸管以外の臓器・組織（腸管膜リンパ節、肝臓、腎臓、脾臓、腹腔内、血液など）に移行する現象です。すなわち腸管粘膜のバリア機能が破綻し、腸管内の細菌やエンドトキシンなどの毒素が、腸管上皮や粘膜固有層を通過して腸管外に侵入する現象なのです。

臨床的には多発外傷、熱傷、急性膵炎などの加療中に経験されます。そして実は、抗精神病薬を長年内服している人に、このバクテリアル・トランスロケーションを起こす場合があることがわかってきました。

図34 バクテリアル・トランスロケーションの予防

- 治療は全身管理であるが、予防には、アンティバイオティクス（抗生物質）ではなく、プロバイオティクスやプレバイオティクスが大切である。
- プロバイオティクスとは、腸内細菌叢のバランスを改善することにより、宿主に有益な作用をもたらす生きた微生物のことである（語源は原生動物の共生関係 probiosis）。
- プレバイオティクスとは、乳酸桿菌、ビフィズス菌などのプロバイオティクスが腸内で増殖するのを助ける成分である（オリゴ糖など）。

動物実験ではバクテリアル・トランスロケーションは、熱傷、出血性ショック、完全静脈栄養、elemental diet（成分栄養剤）などのモデルで直接的に証明されています。統合失調症のモデルでの証明はまだですが、臨床的には原因不明の全身感染症を経験することがあるので注意が必要です。

【図34】にバクテリアル・トランスロケーションの予防原則を示しました。

### なぜ便秘で敗血症に？

便秘で敗血症になるというのは驚きかもしれません。しかし、抗精神病薬を長期にわたり服用している患者さんでは、便秘から敗血症に至る症例があります［長嶺2002c］。

その機序として、腸管でのバリア機能の低下と腸管の免疫機能の低下が考えられます。抗精神病薬による抗コリン作用は慢性的に腸管の運動を抑制するだけでなく、なんらかの理由で免疫機能を低下させ、バクテリアル・トランスロケーションを起こしやすくする可能性があるのです。

バクテリアル・トランスロケーションを起こした症例は、免疫バランスがTh2依存型（細胞性免疫が落ちた状態）になっていることが多く、免疫機能の異常も推測されます［長嶺2002d］。ここでも抗精神病薬の適正な使用が求められるというわけです。

単なる便秘が死に至る病態を引き起こすとは考えづらいものですね。しかし腸管は細菌のいる場所であり、なおかつ免疫機能を担う重要な臓器でもあることを思い出してください。慢性の便秘が腸内細菌叢の質的・量的な変化をもたらし、腸管のバリア機能が低下する要因が加われば、腸内細菌が生体に侵襲的になっても不思議ではありません。

バクテリアル・トランスロケーションの予防として日常臨床でできることといえば、排便習慣をつけること、便の量のみならず質に注意を向けることです。

# 急性胃拡張

消化管は脳と深いつながりがある。
消化管内の環境を壊さない処方を考えたい。

**7**

## 胃破裂を起こすことも

　稀な病態ではありますが、統合失調症の患者さんの生命に危険が及ぶ病態として、急性胃拡張があります。

　消化管である胃の緊張がまったくなくなり、ひどい場合は腹腔全体が胃で占められることもあります。胃破裂を起こす危険性もあります。著しく拡張した胃や腸が胸郭を圧迫し、呼吸機能が低下することもあるのです［長嶺 2003e］。

　統合失調症で抗精神病薬をかなり大量に内服していた方の例です。呂律が回らず、訴えがはっきりしませんでしたが、急激に食欲が低下し、呼吸状態が悪化しました。腹部膨満がみられたので、腹部X線写真を撮影したところ、拡張した胃、拡張した腸、拡張した膀胱で腹部全体が膨れ上がっています【図35】。

　処置としては胃管を挿入し減圧を行ないますが、急激な吸引はショック状態を引き起こします。ルート、できれば中心静脈路を確保し、輸液を行ないながら減圧をはかります。内頸静脈から中心静脈カテーテルを挿入し、大量に輸液(主に細胞外液組成で)をして救命できました。胃からの吸引量は数リットルにも及びました。

図35 急性臓器拡張症のX線像

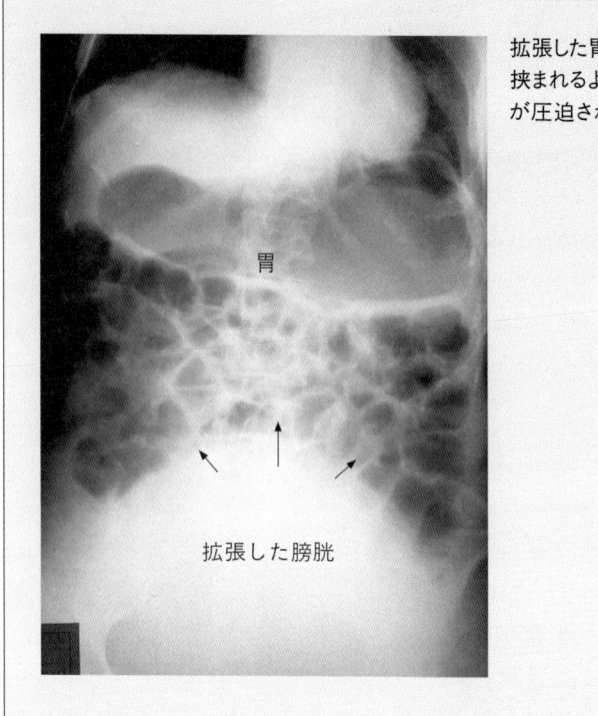

拡張した胃と膀胱に挟まれるように腸管が圧迫されている。

胃

拡張した膀胱

図36 急性胃拡張症のX線像（参考）

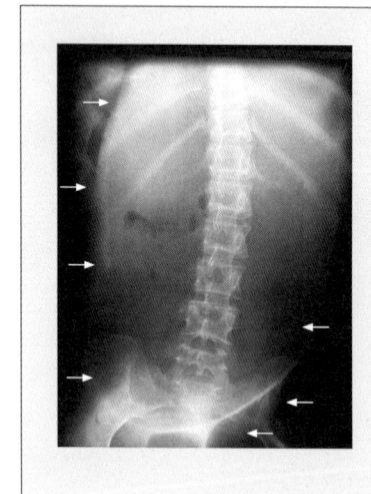

・56歳女性
・統合失調症
・急激に出現した腹部膨満

腹腔内が弛緩した胃で占められている。

## 全身の大きなシステムの破綻？

　本症例は胃、腸、膀胱の著しく拡張した状態ですが、物理的に胃が伸展しただけとは考えられません。そこには中枢（脳）や内分泌細胞や免疫細胞の関与など、全身に及ぶ大きな

システムの異常が示唆されます。

　脳にストレスがかかると胃潰瘍ができることを発見し、脳の器質的病変が消化管の病変に関与していることを明らかにした Rokitansky や Selye の業績を引用するまでもなく、脳と消化管には深いつながりがあります。

　近年、消化管は自律神経だけでなく、その中枢である脳や神経内分泌細胞の調節に関連しているといわれています。消化管は消化機能だけでなく、内分泌臓器としてグレリン、レプチンなどの生理活性ペプチドが機能する場でもあります。

　このように神経消化器病学の進歩で、脳と消化管と内分泌器官が大きなシステムとして機能していることが推測されていますが、統合失調症の患者にみられる著しい胃拡張も、この大きなシステムの破綻というとらえ方ができるでしょう。

　抗精神病薬はこの未知の統御システムにも影響を与えている可能性があります。あくまでも予測ですが、脳と消化管および神経内分泌のシステムを研究すれば、統合失調症の成因や効果的な抗精神病薬が考案される可能性があると、私は思っているのです。

# Box 胃潰瘍にも要注意

**腹**痛で注意が必要なのは、潰瘍です。胃潰瘍は統合失調症患者さんでけっこう多い合併症です。なんとなく食欲が低下し、腹部の不定愁訴を訴えるときは、潰瘍も考えておく必要があります。

### 症例

　60歳代の男性、統合失調症の患者さんです。妄想が強く、ときに攻撃的になるので長期入院中でした。食欲が低下し腹部不定愁訴を長年訴えていました。抗精神病薬は定型薬が3剤組み合わされクロルプロマジン換算量は約1,500 mg/日でした。選択的セロトニン再取り込み阻害薬（SSRI：selective serotonin reuptake inhibitor）が併用になっていました。

　SSRIの副作用は消化器症状が多いので、腹部不定愁訴もそのためと思われ放置されていましたが、「ふらふらするので」と内科に依頼がありました。診察すると眼球結膜が白く、貧血です。ヘモグロビンは5.6g/dLと低下していました。出血が疑われます。便を調べると真っ黒でした。また内視鏡検査をすると多発胃潰瘍で、胃角部の潰瘍は活動性のものでした。

　血小板が凝集するためにセロトニンは必要な物質です。SSRIは最近、血小板のセロトニンにも影響する可能性が指摘されています。抗精神病薬を大量に使用していたり、SSRIを併用した治療をしているときは、腹部の不定愁訴にもきちんと対応する必要があります。

　ちなみにこの患者さんはヘリコバクター・ピロリ菌が陽性でしたので、潰瘍の治療後、除菌を行ないました。

# [d…内分泌・代謝系]

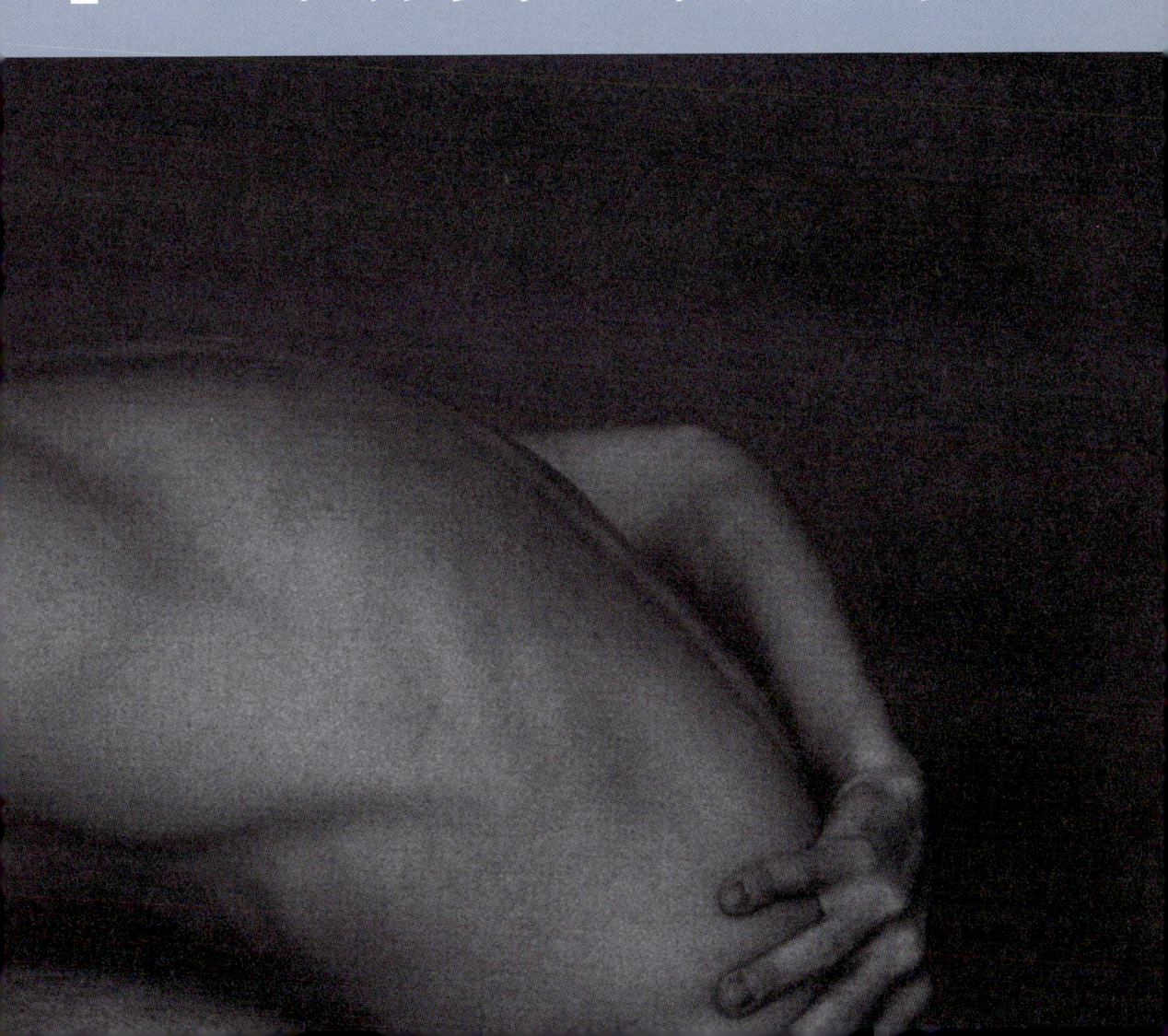

# メタボリックシンドローム

肥満、糖尿病、高脂血症……心血管イベント発症の危険因子が重積した状態をいう。
そうなる前に抗精神病薬と生活習慣の変更を。

## 8

## 「インスリン抵抗性」に着目

　抗精神病薬による副作用と、肥満、糖尿病、高脂血症といった内分泌・代謝系との関係は、いま、非常に注目されています。内分泌・代謝系の異常は、重大な心血管系イベント、つまり突然死のリスクになるからです。

　しかし問題は、肥満も高脂血症も糖尿病も急に発症することは少なく、徐々に水面下で起きてくることです。循環器系の異常のように、急に出現し痛みや動悸でもともなえばその病態を認知しやすいのですが、代謝系の異常は見えないところからじわじわと近寄ってくるので、その意味では不気味ですね。無症状のうちから内分泌・代謝系のリスクを目に見えるかたちで把握しておくためにも、体重測定や血液検査が重要になります。

　さて、肥満、糖尿病、高脂血症……これらの心血管イベント発症の危険因子が重積しやすいことを示す概念に、「メタボリックシンドローム」というものがあります。

　心血管イベントの危険因子は互いに関連し、共通病態として「インスリン抵抗性」［★05］があることが指摘されつづけてきました［Reaven 1998］。WHOがこのインスリン抵抗性の代謝障害を「メタボリックシンドローム」と呼ぶことを提唱し、日本でも 2005 年に、日本人の身体に即した診断基準を

★05―インスリン抵抗性　インスリンが分泌されていても、はたらきが悪いこと。肥満者ではよくみられ、高インスリン血症をともなうことが多い（→p.073 参照）。

設けました【図37】。

この概念の意義は、なんらかの内分泌・代謝系の異常をみたときに、たとえば肥満があったら糖尿病も疑うといったように、インスリン抵抗性という基本病態に配慮し、生活習慣も含めた治療を行なう必要性があることを明確に示したところにあります。

## 因子が重なるとリスクが大きくなる

精神科病院入院中の患者さん220人の肥満、高脂血症、糖尿病の関係を調査したところ、【図38】に示すように互いに重なり合いました［長嶺2001b］。メタボリックシンドロームとは、まさにこの輪が重なった状態を指すのです。この図の輪が重なるところ、つまり肥満で、高脂血症があり、糖尿病もある患者さんは、心血管イベントを非常に起こしやすい人ということになります。

【図39】は、「一般人口における心疾患の危険因子」を測定したものですが、危険因子が単独に存在するときは心疾患のリスクはどれも同じなのに、危険因子が重なると、因子の数に比例してリスクが高くなっていくことが一目瞭然です。

図37　メタボリックシンドロームの診断基準（日本）

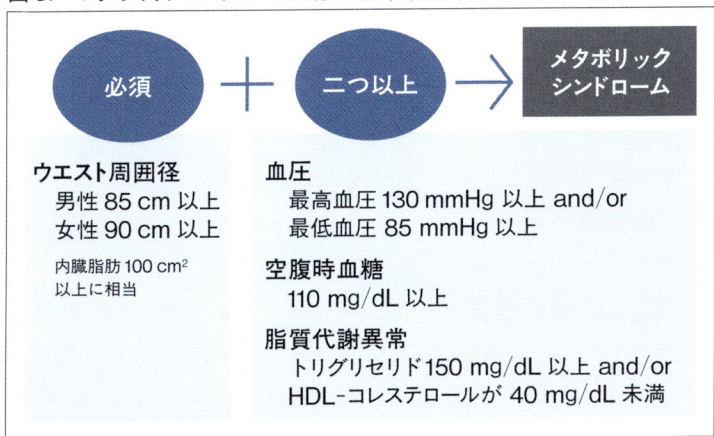

必須　＋　二つ以上　→　メタボリックシンドローム

ウエスト周囲径
男性 85 cm 以上
女性 90 cm 以上
内臓脂肪 100 cm² 以上に相当

血圧
最高血圧 130 mmHg 以上 and/or
最低血圧 85 mmHg 以上

空腹時血糖
110 mg/dL 以上

脂質代謝異常
トリグリセリド 150 mg/dL 以上 and/or
HDL-コレステロールが 40 mg/dL 未満

日本肥満学会、日本動脈硬化学会、日本糖尿病学会、日本高血圧学会、日本循環器学会、日本腎臓病学会、日本血栓止血学会、日本内科学会の8学会が合同で作成。2005年4月に公表。

図38　肥満、高脂血症、糖尿病の関係

高脂血症 16／18／22／2　肥満 29／4／2 糖尿病
それ以外 127
表内数字は実人数（計220人）

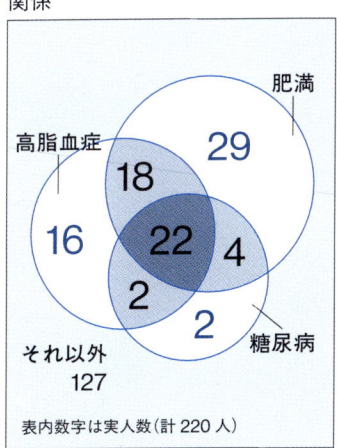

肥満、高脂血症、糖尿病は、互いにオーバーラップする。全体のうち、肥満の人が約1/3、高脂血症の人が約1/4、糖尿病の人が約1/7、これらすべてが重なった人が1/10となった。この数は外来だとさらに増える。食事のコントロールがむずかしいためであろう。

図39　一般人口における心疾患の危険因子

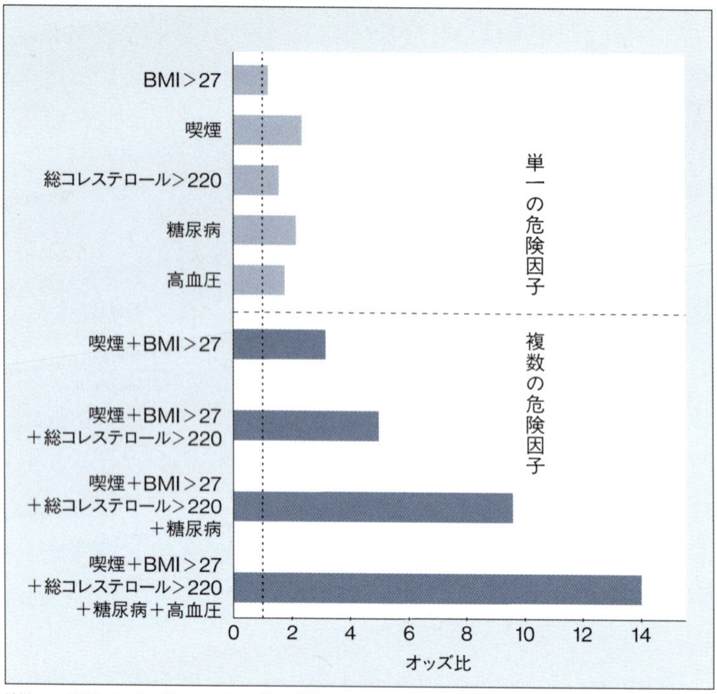

```
BMI＞27
喫煙
総コレステロール＞220
糖尿病
高血圧
```
単一の危険因子

```
喫煙＋BMI＞27
喫煙＋BMI＞27＋総コレステロール＞220
喫煙＋BMI＞27＋総コレステロール＞220＋糖尿病
喫煙＋BMI＞27＋総コレステロール＞220＋糖尿病＋高血圧
```
複数の危険因子

オッズ比

Wilson PW et al.: Circulation 97: 1837-1847, 1998

## 「ドミノ倒し」をイメージしよう

ところで、危険因子はある日突然、一度に複数が出現するのではありません。時間軸を考慮する必要があります。メタボリックシンドロームに時間軸を加えてみると、ある危険因子が次の危険因子を引き起こし、つまり危険因子がドミノ倒しのように続いていきます。そこでこの状態を「メタボリックドミノ」といいます【図40】。

それぞれのドミノの"大きさ"にも注目してください。ドミノが大きいほど、次にくる合併症への誘因としての影響も大きいことを示しています。

また、上流に食生活の偏りや運動不足などの「生活習慣のゆらぎ」がありますね。これを放置するといずれ「肥満」が起こります。それが「インスリン抵抗性」を引き起こすのです(このメカニズムについては後述します→p.064)。

インスリン抵抗性は放っておくと「食後高血糖」「高血圧」「高脂血症」を引き起こします。その後、右側のドミノの流れをたどると、高血圧、高脂血症が「動脈硬化」を引き起こし、最終的には「脳卒中」「脳血管障害による認知症」「心臓

図40 「メタボリックドミノ」

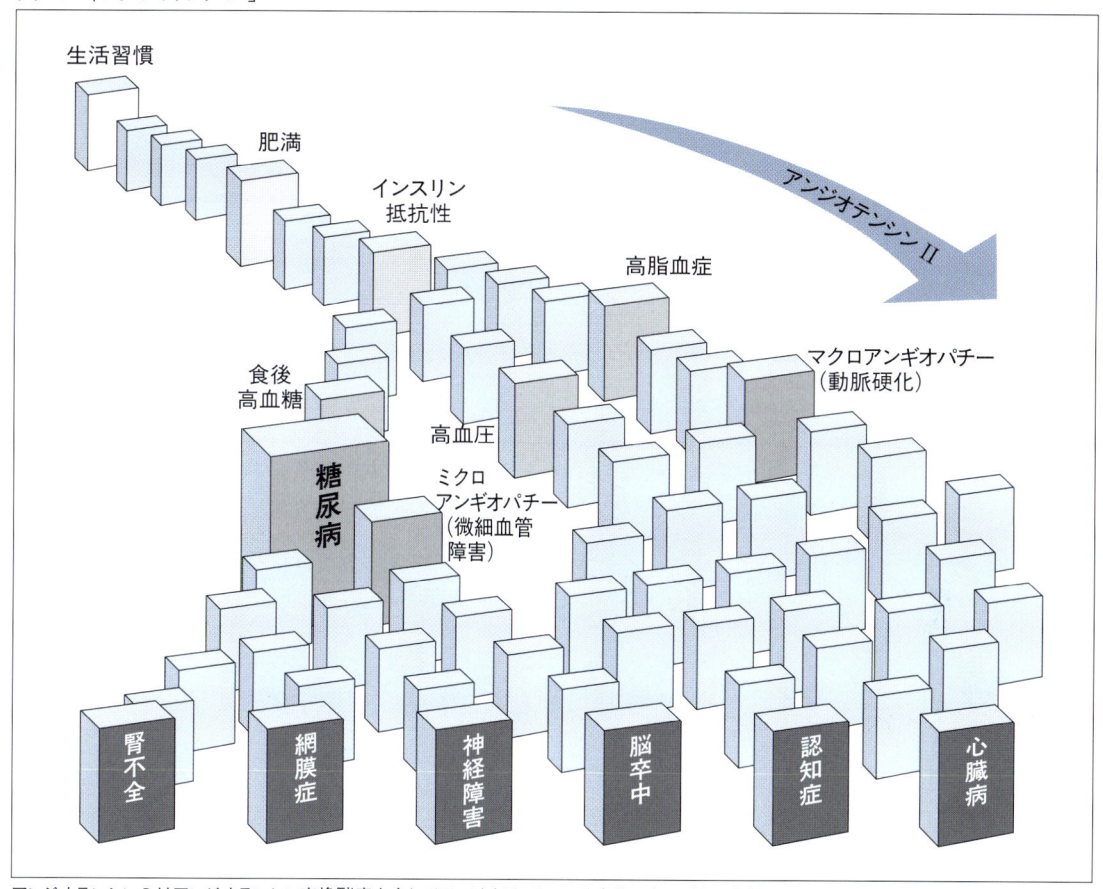

アンジオテンシンⅠはアンジオテンシン変換酵素を介してアンジオテンシンⅡとなり、次々とドミノを倒していく。

病」などの心血管イベントを発症させます。

　左側のドミノの流れをたどると、食後高血糖が「糖尿病」を、そしてそれが「微細血管障害」を引き起こし、最終的には「腎不全」「網膜症」「神経障害」といった合併症を発症させます。

　メタボリックシンドロームでは、ドミノが次のドミノを倒していくように、時間軸に従って連鎖反応が起こります。次のドミノを倒す前に、生活習慣への介入や抗精神病薬を変更する必要があるということが、ご理解いただけたでしょうか。

# 肥満

肥大した脂肪組織がインスリン抵抗性や動脈硬化を促進させる。
肥満を起こさない抗精神病薬への変更を検討したい。

## 脂肪細胞は単なるエネルギー備蓄倉庫ではない

　肥満は見た目の問題も大きいのですが、それだけではありません。前頁でみたように、肥満はメタボリックドミノの上流に位置し、心血管イベントやさまざまな身体合併症の根源的なリスクとなるのです。だから「肥満は大敵」なのです。
　ここではまず、「脂肪組織」についてお話ししましょう。体重60 kgで体脂肪率が25％の人では、脂肪組織は15 kgもあります。脂肪組織というと、アブラの塊で"やっかいもの"といったイメージですね。よくいってせいぜいエネルギー備蓄倉庫くらいの印象しかもたれていませんが、実は人体最大の内分泌臓器なのです。

## 肥満がなぜいけないか

　肥満になると脂肪細胞の数が増えるのではなく、一つひとつの脂肪細胞が中性脂肪を取り込み、肥大化します。肥大化した脂肪細胞には核が偏在して、まるでイクラのような感じです。
　それらが各種の生理活性物質（adipocytokines）を分泌するのですが、そのほとんどが、インスリン抵抗性を起こしたり、動脈硬化を促進させる悪玉因子としてのはたらきをもつので

す[長嶺 2001b]。【図 41】にその様子を示しました。

たとえば「TNF-α」は糖輸送能を低下させ、インスリン抵抗性をまねきます。あるいは「PAI-1」は血栓の溶解を抑制し、血液を凝固させる作用があります。

生理活性物質のなかで唯一「アディポネクチン」は動脈硬化を抑制するはたらきがあるのですが、脂肪細胞が肥大化すると、逆に分泌が低下しています。

肥満によって糖尿病や動脈硬化が起こるのも、これらの悪玉因子が、肝臓や骨格筋におけるインスリン感受性を低下させるためと考えられています。

正常体重に戻らなくても、10％程度、たとえば 2〜5 kg 体重が減少しただけで代謝系によい影響を与えることがあるのですが、それはこの生理活性物質のバランスが改善することによると考えられています。いずれ日常診療でも、生理活性物質を測定し、動脈硬化を起こしやすいかどうかを評価する時代になると思います。

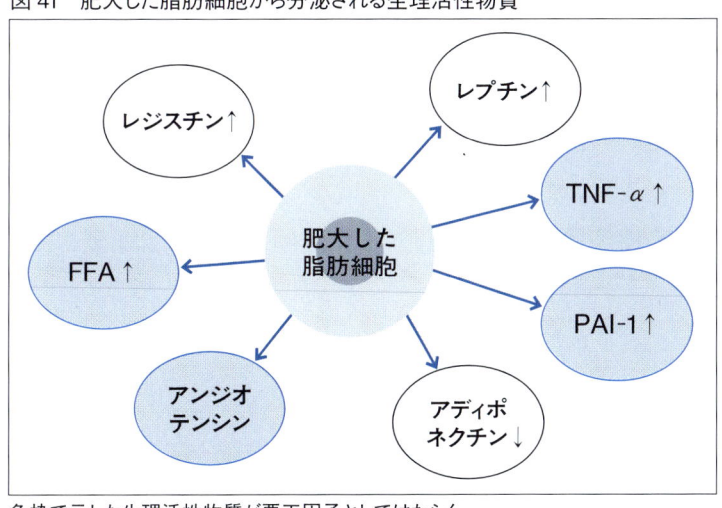

図 41　肥大した脂肪細胞から分泌される生理活性物質

色枠で示した生理活性物質が悪玉因子としてはたらく。
・TNF-α ……腫瘍壊死因子としての作用があるが、インスリン受容体のチロシンキナーゼの活性を低下させ、糖輸送能も低下させ、インスリン抵抗性を招く。
・PAI-1 ……血栓の溶解を抑制、血液凝固作用がある。この欠乏は出血傾向を示し、逆に増加は深部静脈血栓症や心筋梗塞のリスクファクターとなる。
・FFA …… free fatty acid の略で遊離脂肪酸。動脈硬化を促進させる。
・アンジオテンシン……動脈硬化を促進させる。
・レプチン……通常は摂食中枢に作用し食欲を抑える作用があるが、病的な状態ではレプチンが上昇しても摂食が抑制されなくなってしまう。
・レジスチン……インスリンの作用を低下させる。

## 三つの"O（オー）"が肥満をもたらす

　統合失調症の患者さんが肥満を起こす因子として、次の三つの"O"があげられます。over dose（抗精神病薬の多剤大量服薬）、over sedation（過鎮静）、over eating（炭酸飲料や間食などの過食）です。

### ● 肥満の評価方法

　肥満の評価方法としては、BMI（body mass index）が一般的です［★06］。

　　体重（kg）÷身長（m）÷身長（m）

で計算します。たとえばいまの私は体重55 kgで身長169 cmなので、

　　55÷1.69÷1.69＝19.3

になります。わが国では「22」が標準で、「25以上」を肥満とするのが一般的です。欧米では「30以上」を肥満として扱います［★07］。

　数値以外に「体型」も重要です。中心型肥満とか洋梨型肥満といわれるものがリスクは高いといわれています。

　BMIの変動を定期的に観察し、体重が増加傾向にあるときは、早期から適切な介入を行なう必要があります。体重増加に関しては、医師、看護師、栄養士でチームを組んで対応するとよいでしょう。

## 抗精神病薬と体重増加 ── 受容体親和性による差

　肥満は、統合失調症の患者さんを悩ます大きな副作用の一つです。太るから薬を飲みたくない、薬を自己調整する、実際に飲まない、という若い患者さんが多くいます。肥満は、医療者が思う以上に患者さんのQOLを下げる要因となるので、軽んじてはいけません。

　さて、みなさんも臨床で実感しているとおり、抗精神病薬の種類によって体重増加を起こす頻度が違います。これは、薬物によって各種受容体に対する親和性が異なることが原因です。

　体重増加にはヒスタミン $H_1$ 受容体への親和性が関連しています。抗精神病作用を発揮するには、ドーパミン $D_2$ 受容

---

**★06―BMI以外の評価方法**　BMI以外には「体脂肪率」があり、30%を超えたら肥満とされる。最近は体重計とセットになった体脂肪計が市販され、簡易的ではあるが精度には欠ける。一方、エコーやCT検査で臍部での内臓脂肪を測定する方法もあるが、これは研究レベルであり、一般的ではない。もっとも簡便で適切なのは、やはりBMIだろう。

**★07―標準値の違い**　なぜ日本と欧米で標準値が違うかというと、「代謝関連遺伝子の人種差」があるためである。日本人でよくみられる遺伝子多型は、$β_3$アドレナリン受容体遺伝子多型といわれるもので、この型では約200 kcal分の代謝が減る。"倹約遺伝子"と通称されるこの遺伝子の型をもっている人は、同じ食事をしてもカロリーが代謝されにくくなる。

体だけを適度に遮断することが望ましいのですが(過度に塞ぐと錐体外路症状や高プロラクチン血症などの副作用も出てしまうのでよくない)、残念ながら、同時に他の受容体も塞いでしまうことによって副作用が起こってしまうわけです。

薬物の受容体遮断による反応を示したのが【図42】です。色文字で示した部分が「作用」で、その他が「副作用」になります。

「定型薬」では、クロルプロマジン(コントミン®)、レボメプロマジン(レボトミン®)などのいわゆる低力価薬が体重増加を起こしやすいのです。

「非定型薬」では、クロザピン(日本未発売)とオランザピン(ジプレキサ®)がもっとも体重増加を起こしやすく、次がクエチアピン(セロクエル®)です。リスペリドン(リスパダール®)、ペロスピロン(ルーラン®)は体重増加が軽度であることが多く、アリピプラゾール(エビリファイ®)やジプラシドン(日本未発売)は体重増加を起こしにくいと考えられています。

このように、薬により体重増加を起こす頻度に差があるのはなぜでしょう。

薬理学的には、薬の化学構造式の違いがあげられています【図43】。化学構造式の形によって、たとえばオランザピンやクロザピンなど、名前に「ピン」のつく薬剤群はヒスタミン$H_1$受容体への親和性が強く、体重増加を起こしやすい[★08]といわれているのです[Wirshing et al. 1999][長嶺 2003b]。

図42 各受容体遮断による反応

| 受容体 | 遮断による反応 |
|---|---|
| $D_2$ | 抗精神病作用<br>EPS、高プロラクチン血症 |
| 5-$HT_{1A}$ | 抗不安作用、EPS軽減<br>(アゴニストの場合) |
| 5-$HT_{2A}$ | 睡眠の改善、EPS軽減 |
| $\alpha_1$ | 起立性低血圧、過鎮静 |
| $H_1$ | 体重増加、過鎮静 |
| $M_1$ | 便秘、口渇、認知障害 |

色文字で示した部分：症状の改善/副作用の軽減。
黒文字で示した部分：副作用の発現。

★08—体重増加の理由 そのほか、セロトニン受容体の5-$HT_{2C}$受容体遮断作用との関連で、食欲が増すという説もある。

図43 薬による化学構造式の違い

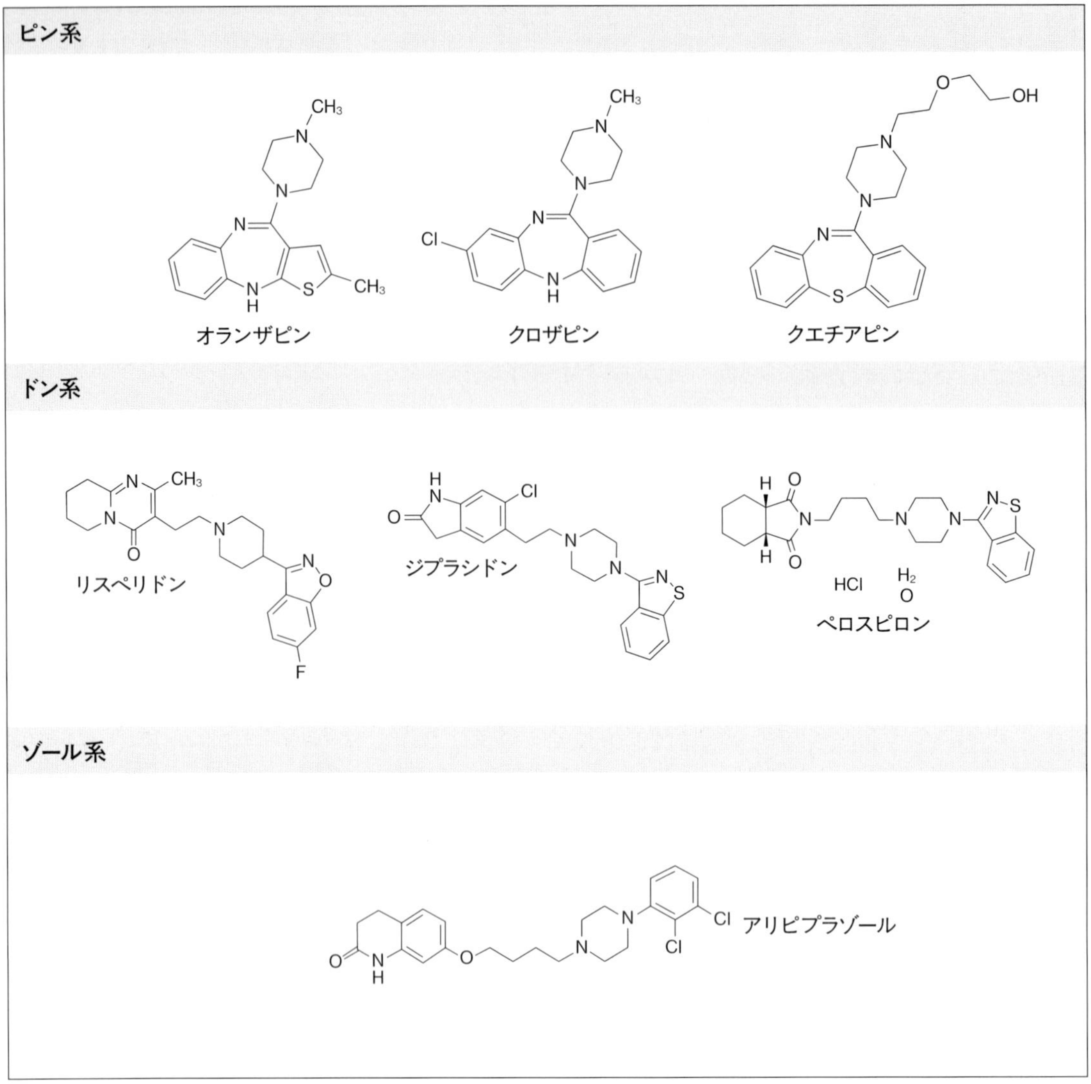

## ピン系

オランザピン　　クロザピン　　クエチアピン

## ドン系

リスペリドン　　ジプラシドン　　ペロスピロン

## ゾール系

アリピプラゾール

# Lecture

# 副作用としての「痩せ」── 栄養サポートの必要性

## 肥満も問題だが「痩せ」も問題

　統合失調症の慢性期で、なんとなく元気がなく、体重が少しずつ減少する患者さんがいます。無為自閉的ではあるが、問題行動がほとんどない患者さんで、気づかないうちに1年後には数キロ体重が減少していた……そんな事例を経験したことはありませんか。あわてて食事の記録を振り返ってみても「全」の字が並んでおり、毎食ほぼ食べていたことになっています。

　非定型抗精神病薬の内分泌代謝に関するいちばん大きな問題は、なんといっても肥満です。しかし肥満とは正反対ですが、実は「痩せ」も重大な代謝異常なのです。

　病的な「痩せ」は精神症状、特に陰性症状の悪化と区別がつきません。食事はほぼ全量摂取しているのに、知らず知らずのうちに痩せてくる患者さんです。そしてそのうち食事量も減少し、ますます痩せて身体合併症を併発します。

　病的な「痩せ」は肺炎などの感染症のリスクとなります。褥瘡もできやすくなります。「痩せ」は統合失調症の慢性期で問題となる病態で、肺炎などを引き起こし、ときに生命予後をも左右する事態に陥るのです。最悪の場合は悪液質（cachexia）といわれる病態になります。

## 悪液質は、体重だけではわからない

　悪液質とは、慢性疾患の経過中に複合要因により栄養失調が起こり、病的な全身の衰弱状態に陥っていることをいいます。つまり慢性的なエネルギーバランスの不調和により、異化（体の成分が壊れていくこと。反対に合成されることを同化といいます）の亢進した状態です。悪液質はがんや心不全の末期だけで問題になるのではありません。慢性疾患には常につきまとう代謝異常です。

　悪液質に移行するときは体重が指標になりますが、体重減少だけでは評価できない部分もあります。単に体重が減るのではなく、筋肉などの体の組織が壊れていくからです。厳密には除脂肪体重（脂肪以外の組織の重量で、筋肉組織の低下の指標になります）が低下してきます。最近の研究によれば病的な「痩せ」では、体重（BMI）が著しく低下する以前から体組織の異化が進み、除脂肪体重が低下する病態が確認されています。

## 副作用全般が「痩せ」につながっていく

　では何が病的な「痩せ」の原因になっているのでしょう。

　実は肥満と違って、抗精神病薬と代謝との関係において、「痩せ」を説明することはいまの

ところできないのです。しかし私は、抗精神病薬がADLを低下させたり、錐体外路症状、嚥下障害を起こすといった副作用全般の複合的な結果として、「痩せ」が起こっていると考えています。つまり「痩せ」は、必要以上の抗精神病薬を長期間内服することで起こる副作用ではないかということです。

同じことは副作用止めの抗パーキンソン病薬にもいえると思います。抗パーキンソン病薬が直接代謝に影響を与えたため、というよりも、抗パーキンソン病薬による認知機能の低下、陰性症状の悪化、運動機能の低下など、複合的な要因がADLの低下をまねき、「痩せ」を引き起こしているのではないかということです。

したがって、統合失調症で「痩せ」がみられる場合は、抗精神病薬や抗精神病薬の副作用止めの影響を考えてみる必要があります。

陰性症状にもアプローチしなければなりません。陰性症状は定型抗精神病薬ではなかなか治療できないものです。非定型抗精神病薬の単剤化がここでも重要になってきます。

あるいは患者さんの日常の状態や行動も評価しなければなりませんし、嚥下状態、摂食状況なども見る必要があります。抗精神病薬の量が多いと嚥下状態に問題が起こってくることは前述したとおりです（→p.039）。

## 栄養サポートチーム（NST）で「痩せ」に対応しよう

このように「痩せ」の原因は一つとは限らないので、栄養サポートチーム（nutrition support team；NST）アプローチすることが大切です。

NSTとは、医師、看護師、栄養士、薬剤師、臨床検査技師、言語聴覚士などの専門スタッフが連携し、栄養改善を通して病気の回復支援を行なうもので、1970年代にアメリカで導入され、近年わが国でもその重要性が認識されはじめています。栄養スクリーニング、栄養アセスメント、栄養評価、栄養計画、介入を統合失調症の治療のなかに組み入れる必要がありますが、精神科病院で組織的にNSTの取り組みを行なっているところはまだ少ないようですね。

さて、「痩せ」がみられると、補食や点滴を行なうことがありますが、その際にも統合失調症の治療と並行して、栄養管理をNSTで組織的に行なうとよいでしょう。

悪液質までになると、中心静脈栄養や経腸栄養を行なわなければならないこともあります。しかし中心静脈ではカロリーは投与できても、腸内細菌叢の乱れや腸内細菌がつくるビタミンが不足してしまうという問題も出てきます。ですから、より生理的なのは経腸栄養であり、中心静脈に安易に移行すべきものではないことをあらためて肝に銘じたいものです。栄養状態改善のきざしがみられたら、経口摂取の可否を検討していきましょう。

NSTは、嚥下の問題にも介入する必要があります。食材の工夫も大切です。消化管に食物を通すほうがインスリン分泌は起こりやすく、代謝が改善しやすいのです。プロバイオティクスも効果があります。腸内細菌まで視野に入れると、栄養管理の有効性が高まっていくはずです。

## 痩せた人へのオランザピン投与と低血糖

オランザピンを投与するときには血糖を測定

しなければならないことは、精神科臨床では常識化してきました。オランザピンは肥満を起こしやすく、血糖が上昇する(メタボリックシンドローム→p.060)ことがあり、また中性脂肪の上昇を引き起こす(ビヨンド・メタボリックシンドローム→p.082)ことがあります。

しかし、それとは逆に、機序は不明ですが、オランザピンの投与初期に血糖が低下する症例を経験することがあります(このような低血糖がみられるのはおもに痩せた男性で、オランザピン投与前の血液検査では血糖が正常で、中性脂肪が少し低めの患者さんです)。

大多数の症例は無症状で、たまたま血液検査をしてみると、オランザピン投与前より血糖が低下しているのです。つまりオランザピンが糖・脂質代謝に対して直接作用している可能性が示唆されるのです。

痩せた患者さんは低血糖にも注意が必要なことを覚えておいてください。

## 痩せと脳腸軸との関連

「麻痺性イレウス」「バクテリアル・トランスロケーション」「急性胃拡張」の項目で述べた脳と消化管のつながりは、栄養管理でも重要な視点です。

胃から分離されたグレリンという生理活性物質が、悪液質に有効である可能性が近年指摘されています。グレリンは強力な成長ホルモン分泌作用を有するペプチドで、主に胃から分泌されます。摂食亢進作用、交感神経抑制作用、脂肪蓄積作用があり、エネルギー代謝調節に深く関与すると考えられています。まだ研究段階ですが、心不全や慢性閉塞性肺疾患で栄養状態が悪化している場合に、グレリンの投与が有効である可能性が示唆されています。

グレリンは生理活性物質の一つですが、胃以外に脳(下垂体)でもその遺伝子発現があり、消化管と脳はなんらかの情報伝達(クロストークといいます)をしていると考えられます。脳腸軸です[図44]。

その点から、統合失調症の「痩せ」はなんらかの「脳腸軸」の乱れ(脳から消化管、あるいは消化管から脳への情報伝達がうまくいかなくなった状態)によって起こっている可能性もあると私は考えています[長嶺 2005d]。

図44　脳と消化管のクロストーク ── 脳腸軸

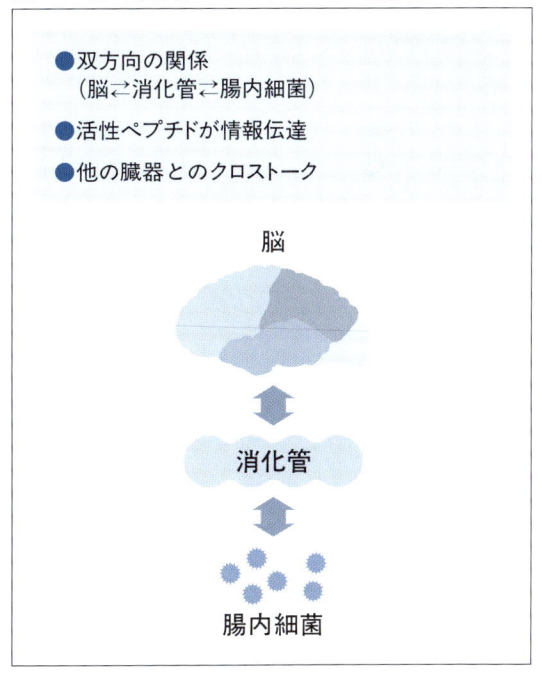

- ●双方向の関係
　(脳⇄消化管⇄腸内細菌)
- ●活性ペプチドが情報伝達
- ●他の臓器とのクロストーク

脳
⇅
消化管
⇅
腸内細菌

# 高脂血症

すでにインスリン抵抗性になっていることがある。
放っておくと糖尿病発症のリスク大。

**10**

## 採血でわかる

　統合失調症の患者さんは高脂血症の頻度が高いのですが、もう一度メタボリックドミノ(→p.063)の中での高脂血症の位置を確認し、これがどのようなリスクを引き起こすのかをみてください。

　高脂血症の評価は、採血でできます。空腹時の採血で総コレステロール、中性脂肪、HDLコレステロールを測定するとよいでしょう(もちろんLDLコレステロールを測定すればさらによいのですが、一般の検査室では測定していません)[★09]。

　統合失調症の患者さんでみられる高脂血症の原因として、遺伝、生活習慣、抗精神病薬が考えられます。遺伝は単一遺伝ではなく、複合遺伝形質(complex trait)ですので簡単にはいきませんし、現時点では詳細は不明です。

　生活習慣で問題となるのは、食生活(動物性脂肪や単純糖質の過剰摂取、食物繊維の摂取不足、炭酸飲料の多飲)や運動不足です。

　抗精神病薬の種類によって、体重が増加しやすい薬と増加しにくい薬があると前項の「肥満」で述べましたが、それはそのまま、高脂血症になりやすい薬であり、なりにくい薬であるといえます。

★09―総コレステロールの増加　統合失調症の患者さんにみられる高脂血症は高中性脂肪血症(高トリグリセライド血症)をともなう総コレステロールの増加がいちばん多い[長嶺 2002b]。これはWHO分類(旧Fredrickson分類)のⅡb型といわれるもので、LDLコレステロールとVLDLコレステロールが増加している。

## 高脂血症とインスリン抵抗性

　統合失調症の患者さんに多くみられる中性脂肪の増加をともなう総コレステロールの増加は、「インスリン抵抗性」の病態が潜んでいることが多いのです。インスリン抵抗性とは、インスリンが機能できず、インスリン分泌に見合うだけの作用がない状態のことです。

　統合失調症の患者さんで、糖尿病を発症していない高脂血症の方を対象に、インスリン抵抗性の指標であるHOMA-IR (homeostasis model assessment of insulin resistance)を測定してみると、高い値を示しました。HOMA-IRは空腹時の1回の採血で測定できます。

$$\text{HOMA-IR} = 空腹時血糖 \times 空腹時インスリン値 \div 405$$

という計算式です(405はモル数の違いを修正するための係数)。基準値は2以下です。高脂血症の統合失調症の患者さんで測定してみると、5～15でした。

　これらの人は単なる高脂血症だけではなく、膵臓ががんばってインスリンを分泌することで糖代謝をどうにか保っている状態なわけですから、このままの状態が続けばいずれ膵臓機能が追いつかなくなって糖尿病を発症します。

　インスリン抵抗性(糖代謝異常)を示す高脂血症(脂質代謝異常)をみたら、糖尿病になる前に早く何らかの手を打つことです。高脂血症を起こしにくいといわれる抗精神病薬への変更を検討してください[長嶺 2004e]。

# 糖尿病

心筋梗塞による死亡率を著しく高める。
疑いをもったら食後採血を行なって確認しよう。

## 11

### 糖尿病は大きなドミノ

　糖尿病はメタボリックシンドロームのなかで、特別に問題視される状態といえます。

　メタボリックシンドロームは、心血管イベントを起こす危険因子を一人の患者さんが重複して有することを示す概念で、それぞれの危険因子が連鎖反応を起こし、ドミノ倒しになるのでしたね（→p.063）。そのなかでも糖尿病は、ひときわ大きなドミノで、これが倒れるとまわりのドミノが連鎖的に倒れてしまうのです。

　糖尿病が大きなドミノである証拠として、次のようなデータがよく引き合いに出されます。【図45】に示すように、糖尿病を有している場合はそうでない場合に比べて、心筋梗塞による死亡率が著しく高いのです[Haffner 1998]。糖尿病を有していると、1回目の心筋梗塞の発作でも複数回目の発作と同じくらい高い死亡率になるので注意が必要です。

　さらに別の大規模臨床試験のデータによると、「糖尿病」と「血圧」の両方のコントロールを厳格に達成して、はじめて重大な合併症が低下する【図46右】というのです[UKPDS33, 1998／UKPDS38, 1998]。糖尿病のコントロールだけを厳密に行なっていても、合併症をあまり予防できない【図46左】というのですから、ショックです。

図45　心血管イベント発症率

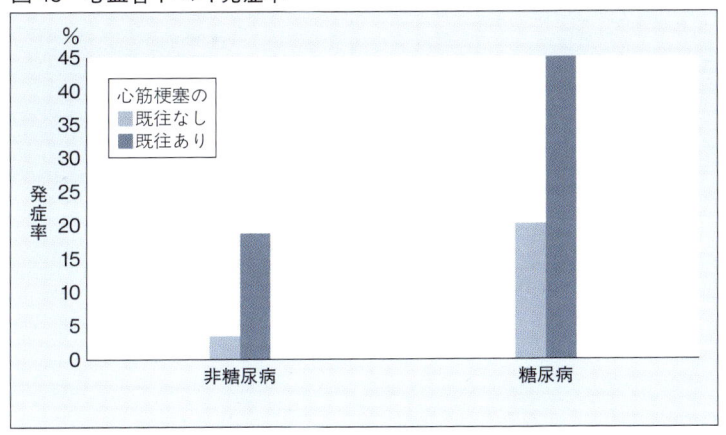

図46　糖尿病合併高血圧症患者の合併症の低下率

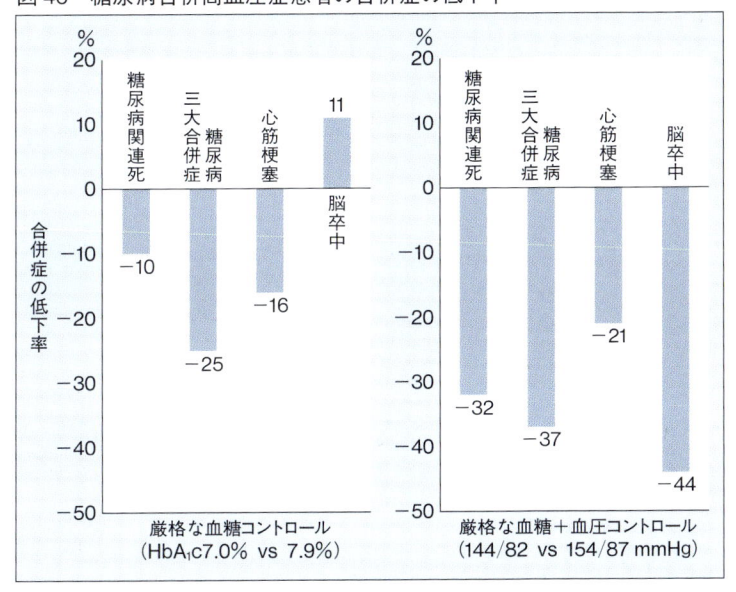

このように糖尿病はいったん倒れるとまわりのドミノを連鎖的に数多く倒す危険なドミノであり、かつ一度発症すると生命予後に悪影響を与えるやっかいな病態なのです。

## 糖尿病の検査

　非定型抗精神病薬と、体重増加を引き起こすヒスタミン$H_1$受容体とのあいだには、指数関数的な関係が認められています[Wirshing et al. 1999]。そのため、ADA（American Diabetes Association；米国糖尿病学会）と、APA（American Psychiatric Association；米国精神医学会）は、非定型抗精神病薬の投与

図47　ADA、APAの推奨する新規抗精神病薬に対するモニター項目

|  | 治療開始時 | 4週目 | 8週目 | 12週目 | 以降3か月ごと | 1年ごと | 5年ごと |
|---|---|---|---|---|---|---|---|
| 既往／家族歴 | ● |  |  |  |  | ● |  |
| 体重(BMI) | ● | ● | ● | ● | ● |  |  |
| ウエスト周囲径 | ● |  |  |  |  | ● |  |
| 血圧 | ● |  |  | ● |  | ● |  |
| 空腹時血糖 | ● |  |  | ● |  | ● |  |
| 空腹時脂質 | ● |  |  | ● |  |  | ● |

American Diabetes Association, American Psychiatric Association, American Association of Clinical Endocrinologists, North American Association for the Study of Obesity: Consensus Development Conference on Antipsychotic drugs and Obesity and Diabetes, Diabetes Care, 27: 596-601, 2004.

が必要な場合は、患者に対して次のような6項目のベースラインモニタリング(baseline monitoring)を行なうべきだと勧告を出しています[図47]。

(1) 肥満、糖尿病、脂質代謝異常、高血圧、心血管イベントの既往歴と家族歴
(2) 体重と身長(BMI)
(3) 臍部でのウエスト周囲径
(4) 血圧
(5) 空腹時血糖
(6) 空腹時の脂質プロフィール

　これらにもし異常が認められたら、抗精神病薬の変更も含めて適切な対応をしなければなりません。異常がなくても非定型抗精神病薬を内服していれば、4週おきにBMIをチェックし、12週目には血圧、空腹時血糖、空腹時の脂質プロフィールをモニターすることを勧めています。

　もちろんグリコヘモグロビンも有用な検査ですが、異常がなくても血糖が高くなりはじめていることがあるので、血糖を測定するのが基本です。日常の臨床で血糖は案外測られていません。疑いをもったら、糖負荷試験[★10]を行なうとよいでしょう。

★10―糖負荷試験　通常、経口的にブドウ糖液75gを負荷して、投与前および30、60、120分後に血液を採取して、血糖を測定する。
正常では投与前の値は110 mg/dL未満、1時間値160 mg/dL未満、2時間値120 mg/dL未満である。
日本糖尿病学会による診断基準で「糖尿病」と判定されるのは、静脈血漿値が空腹時で126 mg/dL以上または2時間値200 mg/dL以上である。そのいずれでもないとき、「境界型」と判定する。同時にインスリンを測定して、糖負荷に対するインスリン分泌反応をみることもある。
なお、日本人はインスリン分泌能が低いので、空腹時の採血では差が出ないことがある。負荷をかけた食後の採血での異常を見ることも必要である。

## 抗精神病薬と糖尿病

　抗精神病薬による薬物誘発性の糖尿病は、抗精神病薬の種類によりリスクが異なります。
　「肥満」の項で示した関係と重なりますが、糖尿病発症の

図 48　新規抗精神病薬と代謝異常

|  | 体重増加 | 糖尿病の危険性 | 脂質代謝異常 |
|---|---|---|---|
| クロザピン | +++ | + | + |
| オランザピン | +++ | + | + |
| リスペリドン | ++ | D | D |
| クエチアピン | ++ | D | D |
| アリピプラゾール* | +／− | − | − |
| ジプラシドン* | +／− | − | − |

＋：増加、−：影響なし、D：結果が分かれる、＊長期使用データなし
American Diabetes Association 2004

リスクが高い抗精神病薬は、「定型薬」ではクロルプロマジンなどの低力価薬です。

「非定型薬」と糖尿病のリスクに関しては、【図 48】のように考えられています。クロザピン（日本未発売）、オランザピン（ジプレキサ®）でのリスクが高いですね。オランザピンとクエチアピン（セロクエル®）で「糖尿病性ケトアシドーシス」が発症した結果を受けて、この二つの薬は糖尿病を発症している患者さんには使えなくなりました。

糖尿病を起こしにくい「非定型薬」としてアリピプラゾール（エビリファイ®）やジプラシドン（日本未発売）が期待されています[長嶺 2005b]。

## 多剤併用がインスリン抵抗性を誘発する

ドーパミン $D_2$ 受容体を同じ程度に遮断しようとした場合に、それを単剤ではなく多剤で行なったほうが、インスリン抵抗性を起こしやすいと考えられるデータがあります。

統合失調症でメタボリックシンドロームをかかえる患者さんを調べたところ、"抗精神病薬の量"ではなく、"剤数"が増えると内科薬の数も増加していることがわかりました【図 49】。増えた内科薬はインスリン抵抗性を治療する薬でした。

つまり、「多剤併用はインスリン抵抗性を惹起している」

図49 抗精神病薬の数と内科薬の数

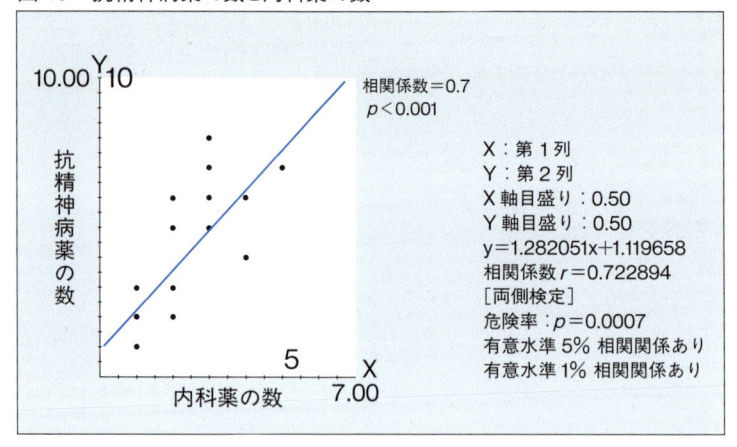

可能性が考えられるのです[長嶺 2005a]。糖尿病の予防という意味からも、多剤併用は避けるべきだといえます。

## ケトアシドーシスに注意

糖尿病で、インスリンの絶対的不足の状態に陥ったときに生じる病態に、「ケトアシドーシス」(diabetic ketoacidosis；DKA)があります。生命を急激に脅かす危険がある状態なので、注意が必要です。

アシドーシスは酸塩基障害の一つで、塩基の喪失や酸の蓄積によって細胞外液のpHが異常に低下(酸性に傾く。7.3以下)した状態です。

ケトアシドーシスは1型糖尿病の発症時やインスリン治療中断時にみられることが多く、インスリン不足によってブドウ糖を分解することができないため、代わりに脂肪やたんぱく質をエネルギー源として利用しようとします。このとき、脂肪酸の不完全酸化によって多量に発生するのがケトン体(酸性)で、ケトン体が体内に蓄積してくると体液バランスが酸性に傾き、アシドーシスを引き起こすのです。

症状は、多飲・多尿、体重減少、嘔気・嘔吐、脱水、呼吸促迫、意識障害です。意識の変容が起こることから、精神症状と間違えやすいので注意が必要です。治療は電解質補給、水分補給、インスリン投与を行ないます。

ケトアシドーシスを起こす誘因として、ペットボトル飲料などの多飲があります。清涼飲料水の糖質濃度は約10%ですので、1Lのペットボトルを飲用すれば約100gの糖質を

摂取したことになるのです。進行した代謝障害に気づかず、糖尿病になっているのにペットボトルで甘い飲料を飲みつづけた患者さんが、ある日突然ケトアシドーシスを発症、ということにならないように日ごろから気をつけたいものです。

## 「食後」に採血する

　糖尿病になりやすい人というのは存在します。同じ食事療法を行なっても効果に差があることも事実です。いずれ個々の患者さんにあった食事療法や薬物療法が検討される時代（テーラーメイド医療の時代）が来るかもしれません。しかし現時点では夢物語ですので、肥満や高脂血症などのリスクがある症例には、糖尿病を起こしにくいタイプの非定型抗精神病薬を使用すべきです。

　やっかいなことに、血糖にしても脂質プロフィールにしても、空腹時が正常であるからといって問題がないとはいえません。リスクがある場合は、食後に採血をしなければなりません。空腹時のデータが正常でも、食後の高中性脂肪血症はインスリン抵抗性の始まりだからです。メタボリックシンドロームが「食後病」（post-prandial disease）といわれるゆえんです。

　話は変わりますが、ある看護師さんから、「糖尿病の患者さんへのインスリン導入に際し、注意するポイントは何か」と質問されたことがあります。たぶん昔のインスリン製剤の経験を記憶されている方なのでしょう。昔のインスリン製剤は、ブタのインスリンから精製したためアミノ酸組成が異なり、継続注射で抗体産生が生じるという欠点によってショック状態に陥る患者さんがいたのです。しかし現在のインスリン製剤は、遺伝子工学の発達によりヒトインスリンが生合成され使用されていますので、安全です。

　したがって答えとしては「何も注意する必要はないので、躊躇せずにきちんと早めに打つことが大切」となります。ただし、低血糖には注意してください。

## 認知機能を落とさないような薬の使い方が大切！

　糖尿病の発症には、生活習慣の問題も関係しています。ペットボトル（ソフトドリンク）の多飲、甘いものの多食、大

量の食事をあっという間に平らげてしまうといった食行動の異常は、患者さんによくみられるものです。それらの問題を含む「生活習慣のゆらぎ」は、めぐりめぐって糖代謝異常のリスクとなるのです。

　食行動の問題は、前頭前野における「認知機能」とも関連します。肥満に対する介入として、食行動に対するセッションを社会生活技能訓練(social skills training；SST)のプログラムのなかに取り入れたり、認知行動療法(cognitive behavioral therapy；CBT)のなかで行なう工夫もしていけるとよいと思います。

　抗精神病薬や抗パーキンソン病薬の多剤併用が認知機能を低下させているとすれば、認知機能を損なうほどの薬の使い方は、身体合併症の点でもリスクだといえるのです。

## なぜ食後の採血なのか

日本人はインスリン分泌能が低いので、空腹時の採血では差が出ないのです。だから、食後（負荷をかけた状態）での採血で異常かどうかをみることが必要なのです。

さらに、糖尿病のサインは、空腹時血糖ではなく、まず食後血糖に現れることが、最近注目されています。健康な人ならば、食事をするとただちにインスリンが追加分泌され、血糖値は食後30分前後をピークに速やかに下がります。しかし糖尿病になりはじめの人は、平常時のインスリンは足りているものの、食後の血糖値上昇に対応するだけの分泌量がありません。このため高血糖のまま、インスリンはだらだらと分泌が続きます。次の食前までには平常に戻るため、空腹時の検査では異常が見つからないのです。

国際調査で、空腹時の検査だけでは糖尿病患者の45％、境界域の64％が見逃されるという結果が出ました。食後高血糖を放っておくと、やがてインスリンを分泌するはたらきそのものが弱って、空腹時でも血糖値が下がらない本格的な糖尿病へと進みます。

対処法は、まず食事や運動といった生活習慣の見直しです。それでも改善されない場合には、食後高血糖を下げる薬を使います。

腸で糖が吸収されるのを妨げて血糖値の上昇を緩やかにする「αグルコシダーゼ阻害薬」か、インスリンの分泌を促進する「フェニルアラニン誘導体薬」が主に用いられます。どちらも食事前に服用します。さらに肥満でインスリンが効きにくくなっている人では、「ビグアナイド薬」や「チアゾリジン誘導体薬」が使われます。

# 肥満を介さない代謝障害
## （ビヨンド・メタボリックシンドローム）

ある種の抗精神病薬を飲んでいる患者さんにみられ、
長く続くと動脈硬化を起こす。食後の中性脂肪の増加が特徴。

**12**

### メタボリックシンドロームでは説明できない代謝障害の発見

　メタボリックシンドロームとは、肥満を介して、脂肪組織から分泌される悪玉の生理活性物質（adipocytokines）の影響で、動脈硬化などの心血管イベントを発症する危険因子を一人の患者さんが重複して有することでした。

　しかし、肥満を介さずに代謝障害を起こすこともあるということが発見されたのです。

　クロザピン（日本未発売）やオランザピン（ジプレキサ®）では、肥満を起こす前からインスリン抵抗性（→p.060）の指標であるHOMA-IR（homeostasis model assessment of insulin resistance）の上昇がみられたり、生理活性物質の一つであるレプチンが上昇することがあるのです。このような「肥満を介さない代謝障害」はメタボリックシンドロームの概念では説明できません。

　症例を紹介します。オランザピン15 mg/日でコントロールされていた患者さんがいました。糖代謝異常はありません。肥満もありません。疲れやすいということで採血をしてみました。すると中性脂肪が著しく高いのです。

　【図50】は、そのとき採血した血液を遠心分離したものです。血清の上部に白い脂が浮いているのがわかると思います。乳糜血清です。

図50　オランザピンによる高中性脂肪血症

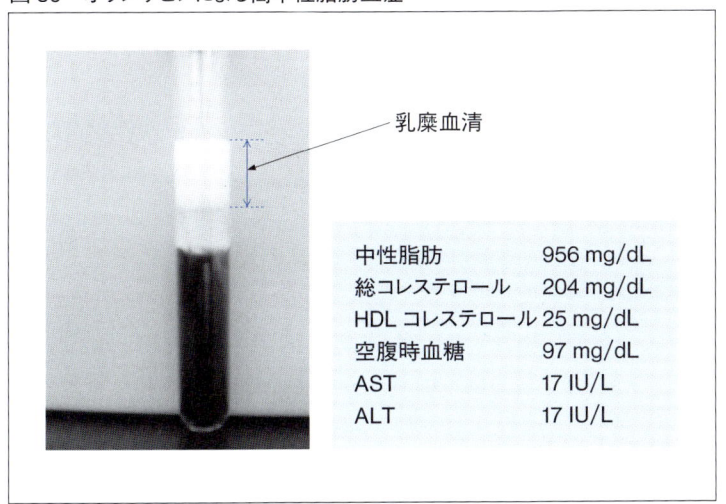

乳糜血清

中性脂肪　　　　　956 mg/dL
総コレステロール　204 mg/dL
HDLコレステロール 25 mg/dL
空腹時血糖　　　　 97 mg/dL
AST　　　　　　　 17 IU/L
ALT　　　　　　　 17 IU/L

　この人は、オランザピンを減量・中止することで改善しました。肥満でない、糖代謝異常でない、血圧も正常であるということですから、抗精神病薬が直接脂質代謝異常を引き起こしているものと考えられました。

　このような、肥満をともなわない脂質代謝異常を説明するにはメタボリックシンドロームを超えた概念が必要なので、私は「ビヨンド・メタボリックシンドローム」（Beyond Metabolic Syndrome）と名づけました［★11］。

★11―beyond　この場合「ビヨンド」とは、ある範囲を超えているという意味。

## 食後の中性脂肪増加がポイント

　ビヨンド・メタボリックシンドロームとは、
(1) 体重が正常範囲内（肥満でない）で、
(2) 明らかな糖代謝異常にまでは至っていないけれど、
(3) 食後の中性脂肪が上昇する
という現象です。

　ビヨンド・メタボリックシンドロームでは空腹時の血液検査はほぼ正常ですので、食後に採血する必要があります［★12・13］。食事を通常どおり食べて、採血を行なうのです。

　メタボリックシンドロームでは、肥満とそれにともなう肥大した脂肪細胞が分泌する生理活性物質が問題でした。糖やインスリンの値をみるとそれが推測できます。しかしメタボリックシンドロームに包括できない代謝異常（ビヨンド・メタボリックシンドローム）においては、中性脂肪の増加がポイントになります。それも食後の中性脂肪の増加です。

★12―食生活の変化　現代の食生活は豊かになり、朝食、昼食、おやつ、夕食、場合によっては夜食と、一日のうち本当の空腹時間はほとんどないといってもいい。したがって絶食という状況のほうがむしろ非日常的である。つまり絶食時のデータは、日常の代謝状態を反映しているとは限らないのである。空腹時の採血で問題がないからといって、代謝のリスクがないとはいえないのはそのためである。

★13―人種の違い　Hendersonらはクロザピンとオランザピンでは、非肥満、非糖尿病でも空腹時のインスリン値が高く、HOMA-IRが高いことを報告している[Henderson 2005]が、わが国では空腹時でのデータでインスリン値が高いことは示されていない。これはインスリン分泌能の民族差ではないかと思われる。穀類を主食としている東洋人は、肉類を主食とした西洋人に比べてインスリン分泌能が低いといわれており、空腹時での採血では異常を見つけにくい可能性がある。

最近、中性脂肪は心筋梗塞などの心血管イベント発症の独立した危険因子と考えられるようになってきました。中性脂肪のなかで何が問題かというと、レムナントです。レムナントは「残りもの」という意味で、中性脂肪の中間代謝産物です【図51】。

レムナントは変性LDLと同様に、動脈壁のマクロファージに容易に取り込まれ、マクロファージの泡沫化を促進し、動脈硬化巣を形成します。現在レムナントは【図52】に示すような、六つの機序で動脈硬化を促進すると考えられています。つまり、（1）マクロファージによる取り込み亢進による動脈硬化巣の形成、（2）血小板凝集能の亢進、（3）PAI-1活

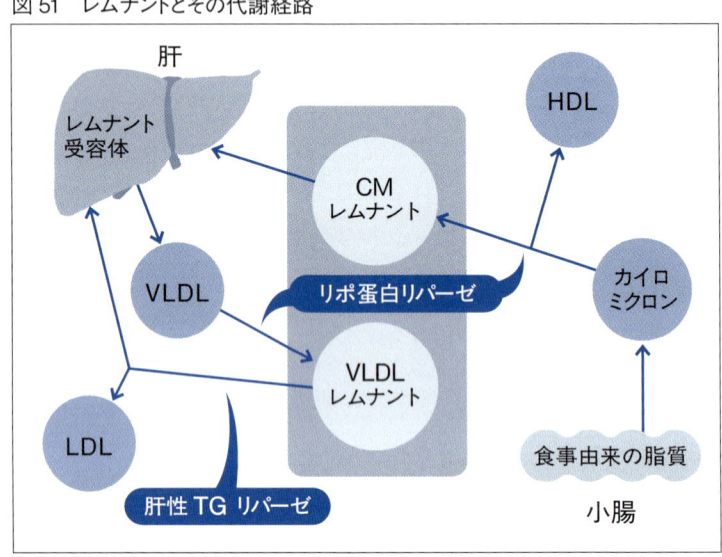

図51　レムナントとその代謝経路

図52　レムナントと動脈硬化

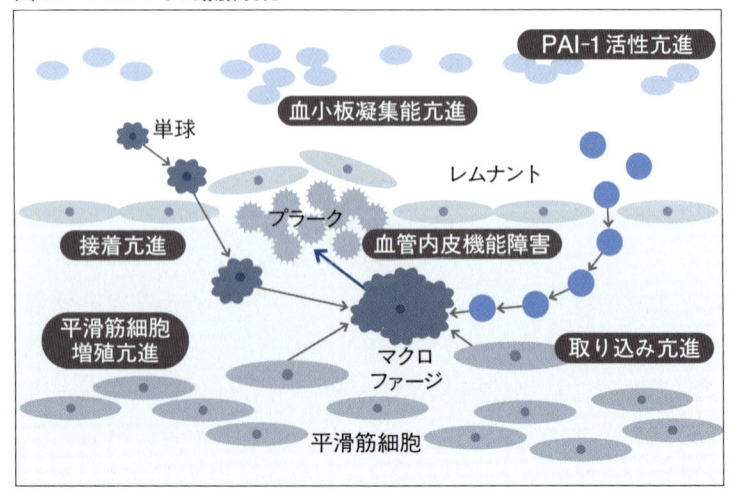

性亢進、(4) 血管内皮細胞の機能障害、(5) 平滑筋細胞の増殖亢進、(6) 単球の内皮への接着亢進です。

　むずかしい機序は別として、食後の中性脂肪の増加はレムナントの増加をもたらし、動脈硬化を起こします。肥満でない、糖尿病でない段階で中性脂肪が増加することは、いままであまり気にされていませんでした。しかし長く続くと動脈硬化を起こし危険なのです。特に抗精神病薬を内服している患者さんでは注意が必要です。

　どのような薬でビヨンド・メタボリックシンドロームのリスクが高いかというと、クロザピンとオランザピンです。以下、そのことを少し説明しましょう。

## オランザピンとクロザピンによるリスク

　オランザピンによる高中性脂肪血症は、Sheitmanらにより報告されて[Sheitman et al. 1999]以来、数多くの報告があります。Osserらが指摘するように、オランザピンによる高中性脂肪血症は、通常は体重増加とそれにともなうインスリン抵抗性によると推測されています[Osser et al. 1999]。つまりメタボリックシンドロームですね。

　しかしオランザピンで、体重増加がないのに中性脂肪、レムナントが高くなる症例があります。これがビヨンド・メタボリックシンドロームです。その機序はいまのところ不明ですが、オランザピンが脂質代謝系に直接的な影響を与えている可能性が推測されています。

　オランザピンが代謝系に直接作用するのではないかと考えられる臨床データとして、以下の四つの論文があります。

　NewcomerらはBMIを調整し体重増加の因子を排除したうえでHOMA-IRと経口糖負荷試験を行ない、クロザピンとオランザピンはリスペリドン(リスパダール®)や定型抗精神病薬に比較して「体重増加がないのにインスリン抵抗性を起こす」ことを示しました[Newcomer et al. 2002]。

　Hendersonらは非肥満、非糖尿病例での検討で、クロザピンとオランザピンはHOMA-IRやレプチンが高く、体重増加がないのにインスリン抵抗性を示していることを明らかにしました。さらに経静脈糖負荷試験を行ない、minimal model解析でインスリン感受性指標を算出していますが、クロザピンとオランザピンはリスペリドンに比較して有意に低く、イ

ンスリン抵抗性を認めたと報告しています［Henderson et al. 2005］。

　私も非肥満、非糖尿病で食後のデータを分析し、オランザピンは血糖値と中性脂肪値ならびにインスリン値が相関しており、肥満を起こす前から中性脂肪が上がりやすいことを示しました［長嶺2005b］。また非定型抗精神病薬単剤で治療中の非肥満、非糖尿病の統合失調症患者さんに、553 kcalのクッキーを食べてもらって2時間後に採血をすると（クッキーテスト）、オランザピンはクエチアピン（セロクエル®）、リスペリドン、ペロスピロン（ルーラン®）に比べて有意に中性脂肪とレムナントが上昇しました［長嶺2006］。

　このようにオランザピンとクロザピンにおいては、体重増加を介さずに、代謝に関して直接作用が示唆されているのです。

## 代謝のリスクをスクリーニングしよう

　非定型抗精神病薬による代謝関連のリスクは大きく二つに分けて考えるとよいと思います。【図53】を見てください。肥満の有無で、スクリーニング方法が違います。

　一つは肥満を指標にすれば予測できる場合で、メタボリックシンドロームです。これは体重増加を起こしやすい非定型抗精神病薬（オランザピン、クエチアピン）で注意が必要です。対処方法はウエスト周囲径や体重を目安に、血糖やインスリン値を測定するとよいです（ウエスト・血糖法）。

　もう一つは体重増加を介さない高中性脂肪血症で、ビヨンド・メタボリックシンドロームです。クロザピンとオランザピンでリスクが高いというデータを示しました。こちらは、体重や血糖を指標にしてもリスクを評価することができません。食後の中性脂肪かレムナントを測定する必要があります（食後中性脂肪法）。

　代謝のリスクからいえば、クロザピン、オランザピン＞クエチアピン＞リスペリドン、ペロスピロン＞ジプラシドン（日本未発売）、アリピプラゾール（エビリファイ®）となります。

図53　代謝のスクリーニング方法

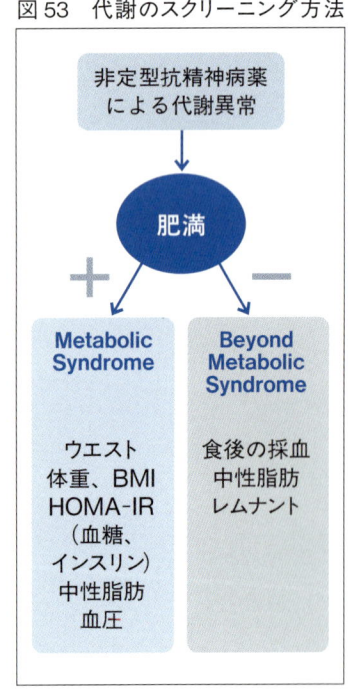

非定型抗精神病薬による代謝異常
↓
肥満
＋ / －

Metabolic Syndrome
ウエスト
体重、BMI
HOMA-IR
（血糖、インスリン）
中性脂肪
血圧

Beyond Metabolic Syndrome
食後の採血
中性脂肪
レムナント

# 水中毒

抗精神病薬を使うこと自体が水中毒のリスク。
多剤併用ではなおさらそのリスクが高まる。

**13**

## 水中毒は精神科だけの"常識"

　精神科以外の医療関係者で、果たしてどれぐらいの人が「水中毒」という言葉を知っているでしょうか。精神科以外でこの言葉を口にしてもピンとこない人が多いと思います。しかし、精神科医療に携わる人なら水中毒という言葉は100％知っていますし、とても困った問題だと認識しています。

　とはいえその本態はわからないことが多く、予防方法も決め手がありません。水中毒を予防するために隔離室が利用されることもあります。

　水中毒は、抗精神病薬がリスクとしてかかわっていることは間違いないのですが、一度水中毒になると抗精神病薬を変更しても水中毒を繰り返すことが多いのも現実です。【図54】に水中毒を疑うべきデータを示しましたので、注意してください。

## 水中毒の引き金

　水中毒の引き金といいますか、飲水行動の異常は、抗精神病薬や抗パーキンソン病薬が関与しています。

　統合失調症の患者さんが薬物療法で不快に感じることの一

図54 水中毒を疑うデータ

| 体重増加 | 日内体重変動が7％以上ある（60 kgの人なら4.2 kgの変動） |
|---|---|
| 血清Na | 血清Naが128 mEq/Lより少ない値 |
| 尿量 | 頻尿や夜尿症を認める場合、1日尿量が4Lを越える場合 |

つに口渇感があります。抗精神病薬を服用すると、「抗コリン作用により唾液の分泌が低下」します。だから多くの患者さんが「口渇」を訴え、多飲を起こすのです。

みなさんもご存じのとおり、飲水行動の異常が習慣化している患者さんは本当に多いですね。外来診察時にペットボトルを抱えている統合失調症の患者さんによく遭遇します。いろいろな統計がありますが、抗精神病薬を内服している患者さんの多飲傾向は10～40％で、そのうち数％が水中毒になるといわれています。

それとは別に、統合失調症の患者さんの「視床下部下垂体系の異常」による多飲傾向も指摘されています。抗精神病薬により、抗利尿ホルモン分泌異常症（SIADH）や口渇中枢の異常が起こっているのです。

末梢性（抗コリン作用）にせよ、中枢性（視床下部）にせよ、抗精神病薬はどちらにも作用しますので、そもそも抗精神病薬を使うこと自体に水中毒のリスクがあり、多剤併用であればなおさらリスクが高いということになるのです。

## 水中毒で起こる電解質異常

多飲は腎臓が処理できる範囲であれば多尿ですみます。しかしホメオスターシスが保てなくなるほど多飲すると、「電解質異常」を起こします［★14］。

腎臓での処理を超えるほどの多飲は電解質異常を起こし、希釈性の低Na血症になります。健常者では水の最大処理能力は、理論上ですが、1日約29Lといわれます。しかし統合失調症の患者さんは、「それ以下の量でも」水中毒になります。そこには排泄担当臓器である「腎臓の処理能力の問題」があるからです。

しかしながら、それを証明しようとして腎機能の指標として一般的に用いられる血清クレアチニン値やクレアチニンクリアランス（腎糸球体濾過率GFRを知るための検査法。初期の腎障害の診断や追跡に適する）を水中毒の患者さんで測定

★14―ペットボトル症候群　多飲では電解質だけが問題になるのではなく、「メタボリックシンドローム」の項で触れているように、「カロリーや糖質の過剰摂取」も問題です。いわゆるペットボトル症候群です。

しても、異常を認めないことが多いのです。なぜでしょうか。

そこで私は何人かの水中毒の人の腎機能を、クレアチニンクリアランスによらない方法で測ってみることにしました。すると水中毒を繰り返す統合失調症の患者さんはクレアチニンクリアランスが正常な人でも、「腎濃縮能」（腎臓における尿の濃縮能力。水の摂取量に応じて尿の濃縮・希釈を適切に行なう機能）が低下していることがわかったのです。水のクリアランスに関する腎尿細管［★15］の障害が推測されるのです。

統合失調症の患者さんの水代謝に関する実践的な研究はいまだに少ないといえます。抗精神病薬と尿細管機能の関連についても今後研究していかなければなりません。

余談ですが、あれだけ大量の水を飲む患者さんの身体では、一時的にでもどこかに水を貯蔵する機能ができているのではないかと私は推測しています。細胞内と細胞外の境界にあるスペース（角質細胞間脂質；セラミド）ではないかと推測しているのですが……。そういったことも含めて、水代謝の生理は解明すべき点の多い研究分野といえます。

★15―腎尿細管　水や電解質それぞれについて、再吸収あるいは分泌を調整し、尿中への排泄量を調節する。それにより、細胞外液の恒常性の維持に重要な役割を果たす。

## 水に溺れる

58歳、男性の患者さんです。約20年前に統合失調症を発症し、長期入院中でした。ときにイライラして粗暴になることがありましたが、幻覚・妄想はほとんど認めませんでした。数年前に水中毒で意識がなくなったことがあります。クロルプロマジン換算量で約1,400 mg/日の多剤で、定型抗精神病薬を内服中でした。夜間排尿が間に合わずに、床に放尿することもありました。

ある日、トイレの水道の前でけいれんを起こし倒れているところを発見されました。蛇口から水は出っ放しでした。水中毒と判断し、血液検査をしました。血清Naは114 mEq/L［★16］と著しく低下していました。そして$S_PO_2$（経皮的動脈血酸素飽和度）が65%［★17］と低下しており、すぐに酸素の投与を開始し、胸部X線写真を撮りました。

そのときの写真が【図55】の左です。検診時の右の写真と比べるとよくわかるのですが、心陰影が拡大し、肺動脈が拡張し、肺うっ血を認めます。水に溺れたような写真です。

★16―電解質の基準値
血清Na　　136〜145 mEq/L
血清Cl　　98〜109 mEq/L
血清K　　3.7〜4.5 mEq/L

★17―$S_PO_2$は曲線を描くことに注意
$S_PO_2$の適正値は90%といわれる（そのときの酸素分圧は60Torr）。
$SO_2$酸素飽和度と$PO_2$酸素分圧の相関は直線を描かず、右上がりの曲線（酸素解離曲線）を描くので、$S_PO_2$が65%を示せば酸素分圧は約30 Torrに激減することになり、非常に危険な状態であると判断しなければならない。

図55 水中毒での胸部X線像

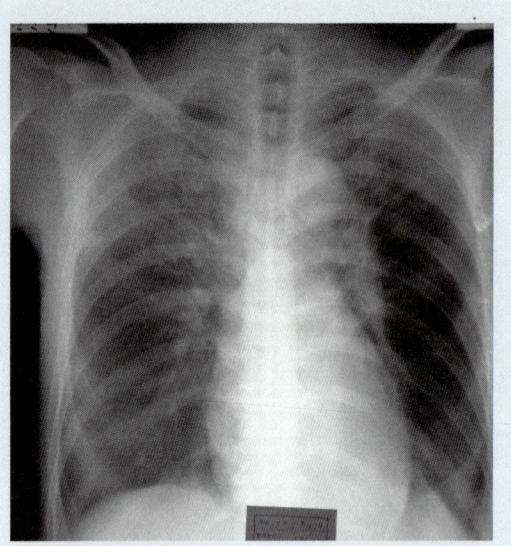

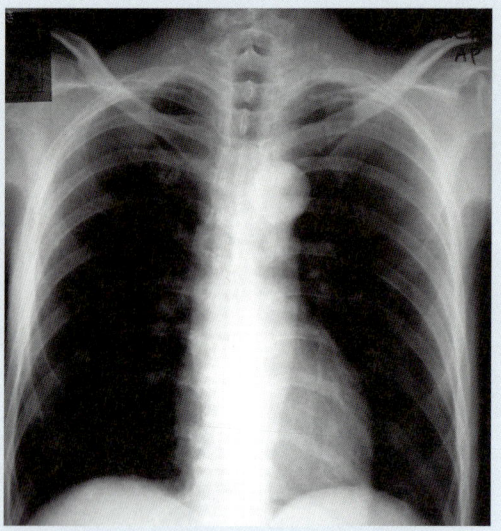

左が意識消失時のもの。右の検診時の写真と比べると心陰影が増大し、肺動脈が拡張し、肺うっ血を認める。

## 電解質の補正はゆっくりと

　ここで注意したいのは、急激な電解質の補正はやってはいけないということです。橋の脱髄（central pontine myelinolysis；中脳の神経の変性）を起こし、認知症のようになってしまいます。

　状態の悪化した患者さんを目の前にすると、おもわず急激に補正したくなるのですが、そこはがまんです！　実は私も失敗を経験をしているのでこれが言えるのです。電解質補正はゆっくりと徐々に行なわなければなりません。

　この事例でも、酸素投与で経過をみました。次のけいれんが起こらなかったので、尿量をみながら少量の輸液で対処しました。

　翌日には意識は清明となりましたが、酸素はまだ必要な状況でした。血清 Na はまだ 123 mEq/L でした。血清 CK（クレアチンキナーゼ）値［★18］が 8,600 IU/L と上昇しており、横紋筋融解症を併発しました。しかし持続的に血清 CK 値を測定していったところ、低下傾向をみたので、血液濾過はしないで様子をみました。

★18―血清CK　筋や神経に多く含まれる酵素。心筋梗塞、骨格筋疾患、甲状腺機能亢進症などで高値を示す。

2日後には意識も呼吸もまったく正常に回復し、血清CK値も徐々に低下してきたので、少量の輸液で対応し、約1週間ですべて回復しました。

## 水中毒の治療

水中毒の「治療」といえば、当初は「水制限」以外にはありません。

しかしこれがなかなか困難です。夜間、人目が少なくなったときにトイレで水を飲む統合失調症の患者さんは多くいます。慢性化してしまうとなかなか介入が困難です。ストレスがあるとまた多くの水を飲むことになります。

隠れて水を飲んでいることがありますから、多尿であれば水中毒も疑う必要があります。尿の比重（水を多く飲むと尿の黄色が薄まり、水のようになる）も参考になります。特に腎濃縮能の低下があると、夜間頻尿になりやすくなります。

夜間に排尿を失敗する場合は、多飲も考えて注意すべきです。意識がなくなるまで飲水してしまうことがあるからです。もちろん精神症状が安定していないときに急に多飲になることもありますから、精神症状の経過も大切です。

さて、水中毒による低Na血症はさまざまな症状を呈しますが、なかでもけいれんは重篤な症状です。淡水での溺水と同じ血行動態を起こすことがあります。すなわち著しい低酸素血症で、挿管を余儀なくされる症例もあります。

そうなってしまった場合の治療では、繰り返し強調しますが、ゆっくりと電解質を補正しなければなりません。水中毒の治療での注意点を[図56]に示しました。

それから、水中毒では「血清CK値はつねに測る」ようにしたいものです。かなりの頻度で横紋筋融解症を起こすこと

図56 水中毒の原因・治療・注意点

❶ 腎濃縮能が低下している可能性がある。
通常、水の処理能力は1日25〜30Lあるので、それ以下の水で低Na血症を起こす患者さんを、水の飲み過ぎ（多飲）とホルモン分泌異常（SIADH）だけでは説明できない。
❷ 水中毒の治療は「水制限」だが、困難であることが多い。
❸ 横紋筋融解症の併発に注意。
❹ 急速な電解質の補正は橋の脱髄を起こすのでやってはいけない！

★19―横紋筋融解症に至る機序　低Na血症、低K血症以外にもウイルス感染の関与により細胞膜の透過性が亢進したと推測される症例もある［長嶺ほか2000c］。

があるからです。水中毒から横紋筋融解症に至る機序は低Na血症がもっとも考えられていますが、それだけでなく、低K血症を合併していることが多くあります［★19］。横紋筋融解症が重度に移行してしまった場合の治療法は次項に記します。

## Box 見逃されやすい低K血症

カリウムは、筋肉が収縮する際の血流を増やすのに必要です。したがって水中毒でカリウムが減った状態では、筋が収縮しても血液が行かなくなるので、細胞膜が壊れて横紋筋融解症になってしまうのです。

カリウムで問題になるのは、水中毒となっても「見かけ上」の数値変動が少ないので、見逃される危険があることです。

ナトリウムは通常136～145 mEq/Lで血管内に存在するので、多飲をして血液が薄まると血液中に占めるナトリウムの割合が大きく減ります。数値的な変動が大きいため問題視されやすいですね。ところが、カリウムはそもそも通常で3.7～4.5 mEq/Lしか存在しないので、血液が非常に薄まっても割合の変動が少なく、数値的には3.7→3.2といった変動しか示さないのです。しかしこのたった0.5の違いは非常に大きく、危険な状態を示していると判断しなければなりません。

# 悪性症候群

中枢の異常から発現する、高熱、発汗、錐体外路症状などの多彩な自律神経症状。
抗精神病薬の大量投与や、抗パーキンソン病薬の急激な中止・減量が引き金になる。

## 悪性症候群は重篤な副作用

　悪性症候群は抗精神病薬投与中や抗パーキンソン病薬の中断時に起こる重篤な副作用です。錐体外路症状、無動・緘黙、発汗、頻脈、筋硬直、振戦、嚥下障害、流涎、体温上昇など、「多彩な自律神経症状」を呈します。

　この段階で適切な処置をせず、そのまま放置すると体温は1～2日の間に38～40℃、さらに40℃以上に上昇し、ミオグロビンの著しい上昇から急性の腎不全や多臓器不全を起こします。意識障害、急速に進行する脱水症状や栄養障害、呼吸障害、循環虚脱をきたし、ついには死に至ることもあるのです。Caroffらの診断基準を【図57】に示しました。

図57　悪性症候群の診断基準（Caroffらによる）

1　発症前7日以内の抗精神病薬の使用の既往（デポ剤は2～4週前の既往）
2　高熱：38℃以上
3　筋固縮
4　以下のうち5項目
　　・意識障害　・頻脈　・頻呼吸あるいは低酸素血症　・発汗あるいは流涎　・振戦　・尿失禁　・CK（クレアチンキナーゼ）の上昇あるいはミオグロビン尿　・白血球増加　・代謝性アシドーシス
5　全身性、精神神経疾患の除外

悪性症候群の発生機序は十分には解明されていないのですが、現時点では中枢でのドーパミン-セロトニン不均衡状態が、高熱や錐体外路症状、自律神経症状を発現させていると推測されています。ノルアドレナリンが関与するという指摘もあります。
　次のような出来事が中枢の異常に関連し、悪性症候群発症のリスクを高めるといわれています。
(1)　身体的疲弊
(2)　脱水
(3)　精神症状の増悪
(4)　抗精神病薬の増量
(5)　抗パーキンソン病薬を継続して使用している際の急激な中止・減量
　悪性症候群を避けるために、日ごろから抗精神病薬の不必要な大量投与は避けるべきです。また、長期間にわたって投与された抗パーキンソン病薬は、中断するときに悪性症候群を起こすので、ここでも抗パーキンソン病薬を使う必要がない非定型抗精神病薬単剤による治療が推奨されます。

## 悪性症候群をつねに疑おう

　「悪性」という名は、放置すると、ときに死に至る重篤な副作用という意味でつけられました。最初に報告されたのは、精神科臨床に抗精神病薬が登場してまもなくの1960年です。フランスのDelayらがクロルプロマジン投与中に高熱、意識障害、筋固縮、不随意運動などの錐体外路症状を主徴とした症例を報告したのがはじまりです。
　悪性症候群の発症率は、抗精神病薬で加療中の患者さんの約0.1〜0.2％といわれています。現在では早期診断や治療が行なわれるようになり、さすがに悪性症候群による死亡率はおよそ4％と低くなりました。しかし、いまなお注意しなければならない重篤な副作用であることに変わりはありません。原因のハッキリしない発熱と錐体外路症状や自律神経症状がある患者さんをみたら、悪性症候群をつねに疑う必要があります。

## どう対処したらよいのか

　悪性症候群が発現したらただちに的確な治療が必要です。

　抗パーキンソン病薬の急激な中止・減量によって起きた悪性症候群の場合、いったん中止前の投与量を再投与しなければならないことがあります。そしてこれらの処置と同時に身体を冷却し、輸液等の支持療法を迅速に行ないます。

　抗精神病薬の投与による場合は即時中止し、対症的な全身管理とともに特異的治療を行なう必要があります。

　特異的治療薬としては、末梢性筋弛緩薬のダントロレンが有効であることがあります。そのほか、抗パーキンソン病薬であるブロモクリプチンで効果があることがあります。

　緊張病症状を呈する悪性症候群の場合に、抗精神病薬の中止とともに電気けいれん療法が有効であることがあります。悪性症候群で血清CK（クレアチンキナーゼ）値が著しく高く、昏迷にある場合は、電気けいれん療法の適応です。私も悪性症候群で高CK血症を認めた症例に電気けいれんを行ない、疎通がとれるようになるとともに血清CK値が低下した症例を経験しています［長嶺ほか 2003］。

　有けいれんによる電気ショックの時代が長かったため、電気けいれん療法に対する誤解と偏見がいまだにあります。しかし、全身麻酔下に呼吸循環管理をしながら、全身けいれんを誘発せずに行なう修正電気けいれん療法（modified electroconvulsive therapy）は安全であり、正しい適応のもとで適切に行なえば、精神科治療での有力な武器となるのです。

　また、2002年には従来のサイン波刺激装置から、短パルス波刺激装置が臨床使用できるようになりました。短パルス波刺激装置は、サイン波刺激装置に比べれば約3分の1の電流でけいれんを誘発でき、認知障害や脳波異常などの副作用が少ないのです。

　この本は精神科薬物療法によって身体にあらわれる副作用について解説していますが、本項で述べた悪性症候群による昏迷以外にも、身体副作用により抗精神病薬が使えない症例や、薬物抵抗性で昏迷状態にある統合失調症の場合に、電気けいれん療法は選択されるべき治療手技の一つと考えます。

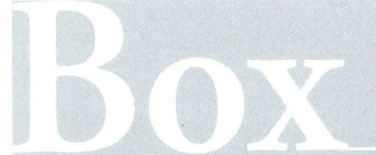

## Box 悪性症候群は軽症化している？

近ごろ、悪性症候群は減ったとよくいわれます。自律神経症状をともなوカタトニーで筋強直を示すような悪性症候群はたしかに減少しているように思います。悪性症候群の軽症化ともいわれますね。

混乱させるような言い方になりますが、昔よくみられた重度の悪性症候群は「薬のない時代に薬を飲まなかったから」生じたものであり、現在の悪性症候群は、「薬を飲むことによって」生じたものです。原因はともあれ悪性症候群は、脳のなかの神経伝達物質の異常によって生じるものだからです。

抗パーキンソン病薬を急に減薬して悪性症候群のような状態になることは案外多くあるので、徐々に減らしていかなければならないという点に注意が必要です。

# 横紋筋融解症

全身の筋骨格の細胞膜が損傷され、細胞内物質が流出する。
赤褐色尿になっていたら要注意。

**15**

## 精神科でも多い

　横紋筋融解症とは、骨格筋の細胞膜がなんらかの原因で損傷され、細胞内のミオグロビンやカリウムなどの物質が流出する病態です。この言葉は救急病院やICUで聞くほうが多いと思います。多発外傷で筋肉が挫滅したときや、夏の暑いときに水分をあまり摂らず屋外で長時間運動していて発症することは知られています。しかし「精神科でも横紋筋融解症が多い」のです。

　抗精神病薬により横紋筋融解症を起こすことは、まだあまり知られていません。精神科では「症状があまりない横紋筋融解症の症例が多い」からです[長嶺 2002a]。

　【図58】に横紋筋融解症の原因、症状、診断を示しました。

　筋固縮、頻脈、呼吸促迫、意識障害、筋肉痛、歩行障害など多彩な症状が生じるのは、抗精神病薬によって脳の中枢の異常が生じ、筋の細胞膜の透過性が変化し、自律神経症状として前項で述べた悪性症候群が出ているからです。ただ、抗精神病薬が筋毒性による末梢性の横紋筋融解症を引き起こした場合は、赤褐色尿などでしか判断できず、目立ちません。

　血清CK（クレアチンキナーゼ）値を測定すると診断は比較的容易です。とにかく精神科では血液検査の機会が少なく、見逃されている症例があまりにも多いのです。

図58 横紋筋融解症の原因、症状、診断

> I. 精神科でみられる横紋筋融解症の原因
> ❶ 抗精神病薬（中枢性：悪性症候群）
> ❷ 抗精神病薬（末梢性：筋毒性）
> ❸ アルコール
> ❹ 水中毒
>
> II. 臨床症状
> ❶ 筋固縮、頻脈、呼吸促迫、意識障害、筋肉痛、歩行障害など多彩である。
> ❷ なおかつこれらの症状が必ずしも現れるとは限らない。無症状のこともある。
>
> III. 診断
> ❶ 赤褐色尿
> ❷ 心筋障害によらないCK（CPK）、AST、LDHの上昇

★20―横紋筋融解症の原因　そのほか精神科でみられる横紋筋融解症の原因疾患として、セロトニン症候群がある。これは中枢性と末梢性の要素が混在している可能性がある。

それ以外に、アルコールや水中毒などでも横紋筋融解症になります[★20]。悪性症候群と違って、アルコールや水中毒によるものは必ずしも中枢を介さず、筋細胞膜での透過性亢進が起こっているものと考えられます。

## どのように発見されるか

臨床症状は軽微で、悪性症候群のような自律神経症状や脱力や意識障害は認めず、唯一の症状としての赤褐色尿で気づくことがあります。

横紋筋融解症でいちばん問題になるのは、ミオグロビン血症です。大量のミオグロビンが腎尿細管に詰まると、急性の腎不全になるからです。血清CK値が著しく高い場合は、血清ミオグロビン値の推移にも注意する必要があります。

もしミオグロビン値が持続的に異常な高値であれば、時期を失わず持続性血液濾過（continuous hemofiltration）を行なわなければ救命できません。

## 非定型薬でも発症リスクが高いものがある

非定型抗精神病薬でも、横紋筋融解症が起こることがあります。どうやら薬の化学構造式の違いによってなりやすさが左右されるようなのです（→p.068）。オランザピン（ジプレキサ®）やクロザピン（日本未発売）での報告例があります[長嶺2003a／Koren 1998]。

事例です。中年の男性で、陰性症状が前景の方でした。抗精神病薬の内服を数日間中断していたのですが、再処方のときにオランザピンが出されました。すると数日たって赤褐色尿に気づいたのです。血液検査で血清CK値は48,340 IU/Lで、血清ミオグロビンが12,000 ng/mLに上昇していました。急性腎不全と判断し、急遽持続性血液濾過（CHF）を行ない、一命をとりとめました。

この症例は、発熱や錐体外路症状をまったくともなわない横紋筋融解症でした。

オランザピンが横紋筋融解症を起こす機序は不明ですが、いくつかの推論はあります。Meltzerらは抗精神病薬による横紋筋融解症をセロトニン（5-HT）との関連で論じています。セロトニンは、動物実験で筋壊死と血清CK値の上昇を起こし、横紋筋に対して毒性があるというのです。内因性のセロトニンに影響を与える抗精神病薬は横紋筋融解症を起こしやすいといわれています。リスペリドン（リスパダール®）、ペロスピロン（ルーラン®）、オランザピン、クエチアピン（セロクエル®）のいずれもがセロトニン受容体に作用しますが、オランザピンとクロザピンでリスクが高いといわれています[Meltzer 1996]。

非定型抗精神病薬による横紋筋融解症は、悪性症候群と異なり、薬物の投与初期に多いという特徴があります。非定型抗精神病薬の投与初期には尿の色が赤褐色尿となっていないかに注意するとよいでしょう。疑わしい症例は血清CK値を測定すると診断できます。

# 高プロラクチン血症

月経や性機能に関連した症状が出るため、性別を問わず悩ましい。
定型抗精神病薬と一部の非定型抗精神病薬で発症しやすいことがわかっている。

**16**

### プロラクチンと身体症状

　目に見えにくい病態ではありますが、高プロラクチン血症も抗精神病薬による副作用であり、決して稀ではありません。

　プロラクチンというホルモンはさまざまな制御を受けているのですが、なかでもドーパミンによる制御を大きく受けています。通常ドーパミンは、脳下垂体前葉(漏斗下垂体系)にあるプロラクチン分泌細胞(lactotroph細胞)の表面にあるドーパミン$D_2$受容体に結合して、プロラクチンの分泌を「抑制」する方向に作用しています。しかし抗精神病薬がもつ選択性のないドーパミン$D_2$遮断作用によって、この漏斗下垂体系におけるドーパミン$D_2$受容体をもふさいでしまうと、プロラクチン分泌抑制が解除されて高プロラクチン血症という状態が引き起こされるのです。

　PETによる測定で、線条体におけるドーパミン$D_2$遮断率が72％以上になるとプロラクチン値は上昇するといわれています。

　一般的に血清プロラクチン濃度が25 ng/mL以上を高プロラクチン血症といいます(通常、血中濃度は15 ng/mL以下)。もちろん血清プロラクチン濃度は、性、性周期(女性)、年齢、一日のうちの時間により変動があります。日内変動でい

えば、午前10時から12時ごろが一日の最低値を示します。年齢が増すと血清プロラクチン濃度は高くなる傾向があります。そうはいっても抗精神病薬による高プロラクチン血症は、これらの変動の範囲を超えて上昇します。

しかし残念ながら、臨床の場では血清プロラクチン値自体、測定されることが非常に少ないのです。血清プロラクチン値の上昇に関連して危惧される副作用は、月経異常（無月経など）、無排卵、性欲低下、乳汁分泌、男性の性機能障害（勃起障害、射精障害）、精神症状、骨粗鬆症、心血管障害、乳がん、下垂体腺腫のリスクなど、多彩です。

「生理が止まる」と女性患者さんはよく訴えられると思いますが、月経異常や乳汁漏出は、高プロラクチン血症の比較的早期に起こる明らかな副作用です。男性では性欲低下、性機能障害などですが、こういった性に関する異変はとてもデリケートな話題なので、表面化しにくいということがあります。しかし密かに悩み、そのために薬を飲まなくなる患者さんもいるくらいですから、大きな問題なのです。

すぐに起こることではありませんが、長期的な副作用としては、高プロラクチン血症が骨密度を低下させるということが考えられています[★21]。プロラクチン値が上昇すると、女性ではエストロゲン、男性ではテストステロンというホルモンの濃度が下がり、これが骨ミネラルの代謝に悪影響を起こすためといわれています[★22]。

★21―骨密度低下の原因　ただし、高プロラクチン血症と骨密度の低下は、厳密にいうと直接的な関係を解析するのがむずかしい。統合失調症の患者さんは動きの少ない生活、喫煙、低栄養状態、病的多飲など、ほかにも骨粗鬆症の危険因子を多く有しているからである。

★22―副作用としての精神症状　そのほか、プロラクチンの上昇にともなうエストロゲンの低下によって精神症状や認知障害のリスクもいわれているが、その証明は今後の研究を待たなければならない。

## 抗精神病薬とプロラクチン

ではいったい、どういった抗精神病薬がプロラクチンを上昇させるのでしょうか。

定型抗精神病薬は、血清プロラクチンの濃度を5〜10倍上昇させることがあります。そして定型抗精神病薬によるプロラクチンの上昇は、その用量と力価に相関するといわれています。

しかし、非定型抗精神病薬は用量と力価に相関するとはいえません。非定型抗精神病薬の種類によって、ドーパミン$D_2$受容体を遮断する仕方に特性があるからです。

非定型抗精神病薬のなかでは、クエチアピン（セロクエル®）がプロラクチンの上昇を起こしにくいといわれているのですが、その理由はこの薬がドーパミン$D_2$受容体への結合

が緩く(loose binding)、ドーパミン $D_2$ 受容体からの解離が速い(fast dissociation)ために、プロラクチンを持続的に上昇させずに、投与後 12〜24 時間で基準値に回復させるからだと考えられます。

　アリピプラゾール(エビリファイ®)は、ドーパミン $D_2$ 受容体への結合は強いのですが、先述したように部分(パーシャル)アゴニストのため、ドーパミンの神経伝達を完全に遮断することなくシグナルを安定的に伝達するはたらきをするので、プロラクチン値も上昇しないのです。臨床的に、錐体外路症状の発現とプロラクチン値の上昇をもっとも起こさない薬はクエチアピンとアリピプラゾールといえます。

　非定型抗精神病薬でも、リスペリドン(リスパダール®)はプロラクチンが上昇しやすいタイプとなります。ドーパミン $D_2$ 受容体との結合が強く(tight binding)、持続的に結合する(continuous blocking)特性があるからです。

　私が行なった研究で、定型抗精神病薬、リスペリドン、クエチアピンで実際に測ったデータを【図 59】に示します。これらの 3 群ではクエチアピンがもっともプロラクチン値に影響を与えず、いちばん影響を与えたのは定型抗精神病薬であり、リスペリドンはその間に位置するという結果が出ました[長嶺 2005c]。

　非定型抗精神病薬 4 剤を、ドーパミン $D_2$ 受容体との結合

図 59　抗精神病薬とプロラクチン値

|  | 定型抗精神病薬 | リスペリドン | クエチアピン |
|---|---|---|---|
| プロラクチン値<br>(ng/mL) | 81.4±23.0 | 31.3±5.7 | 19.8±3.2 |
| クロルプロマジン換算量(mg) | 786.3±93.9 | 575.0±59.0 | 821.0±87.3 |
| 年齢 | 43.5±3.1 | 37.0±3.0 | 31.5±2.6 |
| プロラクチン index | 1.04 | 0.54 | 0.24 |

＊ナチュラリックスタディでそれぞれの薬の量が同じではなかったので、力価で割って比較することにした。すなわち、プロラクチン index＝血清プロラクチン値(ng/mL)÷クロルプロマジン換算量(mg)×10 となる。
＊表内数字は、平均値±標準誤差をあらわす。

図 60　非定型精神病薬の $D_2$ 受容体結合能と、プロラクチンへの影響

|  | 強い<br>tight binding | 弱い<br>loose binding |
|---|---|---|
| 持続性<br>continuous blocking | リスペリドン | オランザピン |
| 一過性<br>transient blocking | ペロスピロン | クエチアピン |

能力という点から、プロラクチン上昇をきたしやすいか、きたしにくいかで分類したのが[図60]です。

## プロラクチン値を測定すれば、錐体外路病状が予測できる

　これまで説明してきたように、錐体外路症状と高プロラクチン血症は、どちらも脳内のドーパミン$D_2$阻害作用によるものです。錐体外路症状を事前に予測することは困難ですが、血中のプロラクチン値を継続的に測定していけば、脳内でのドーパミン$D_2$遮断を測る指標になりえます。つまり、持続的にプロラクチン値が高い場合には、いまはまだ出ていなくても錐体外路症状が出る危険がある、と警鐘を鳴らすことができるのです。

　その意味で、臨床の場でもっとプロラクチン値が測られるべきだと思います。そして著しく上昇した場合には、その時点で何も副作用が出ていなかったとしても、抗精神病薬を変更するべきです。

[e…神経・運動器系]

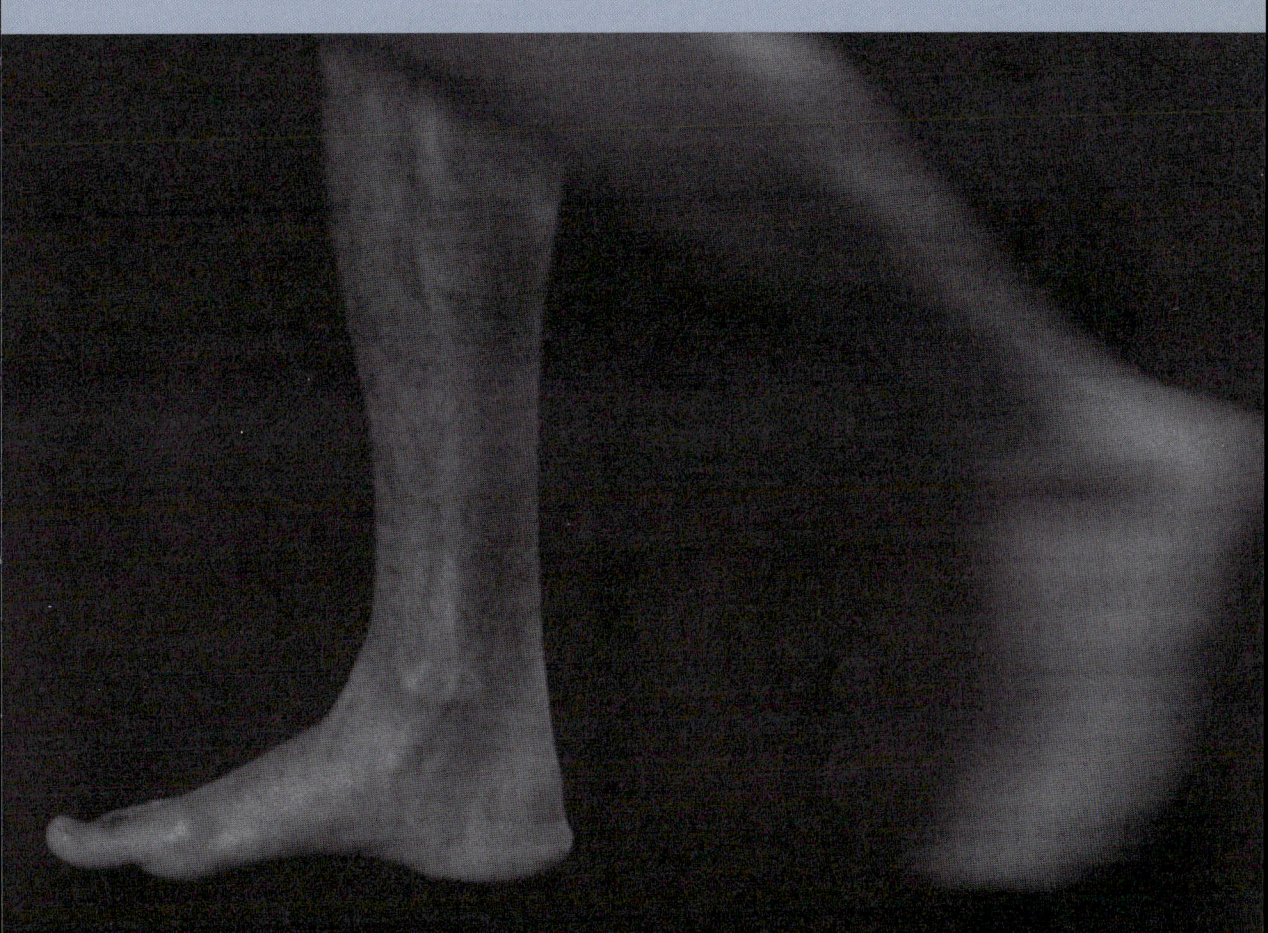

# Lecture

# 錐体外路症状の種類とその区別

## 三つの症状群で理解しよう

　錐体外路症状（extrapyramidal symptoms；EPS）にはいろいろな症状があります。それらは大きく三つの症状群で理解すればよいと思います。アキネジア、ジストニア、アカシジアです。それらの意味するところを【図61】に簡単に示しました。カタカナ用語を理解するには語源を考えるとイメージが湧きやすいので、語源からみてみましょう。

　「アキネジア」からいきましょう。"キネシア"は運動を意味します。"ア"は否定を意味する接頭語ですから、アキネジアは運動が少ないこと、つまり「動きが少なくなること」を意味します。

　「ジストニア」はどうでしょうか。"トニア"は緊張を意味するトーヌスが語源だと思われます。"ジス"は異常を意味する接頭語ですから、ジストニアとは「筋の緊張が異常であること」を意味します。

　「アカシジア」の語源を調べてみると、音楽でいうところの単調なロンド形式〔A−B−A−C−A−B−Aのように反復主題部（A）と挿入部（B）・（C）の交替からなり、ソナタや交響曲などに用いられた技法〕で室内を大股で歩き回ることです。ここから、「じっと座っていられない状態」を意味し、着座不能、静座不能などといわれます。

## 筋固縮の「アキネジア」と振戦をともなう「パーキンソニズム」

　アキネジアは抗精神病薬によるEPSで非常によくみられるものです。アキネジアはア（否定）＋キネシア（運動）で、動きが少なくなることを意味していましたね。動きが拙劣になり、筋の緊張も亢進し、筋固縮が出現した状態です。

### ●薬剤性パーキンソニズム

　このアキネジアに、不随意運動である振戦をともなうと、薬剤性パーキンソニズムと呼ばれる状態になります[★23]。

　パーキンソニズムでは、動きが小さく、遅くなり、パーキンソン病に酷似した前傾姿勢をと

図61　錐体外路症状を三つの症状で理解する

|  | 意味 | 特殊な例 |
|---|---|---|
| アキネジア | ＝動きが少ない<br>"ア"＝否定<br>"キネシア"＝運動 | ラビット症候群 |
| ジストニア | ＝筋の緊張が異常<br>"ジス"＝異常<br>"トニア"＝緊張 | ピサ症候群 |
| アカシジア | ＝じっとしていられない状態<br>＊音楽でいうロンド形式が語源 | restless legs症候群 |

★23—薬剤性パーキンソニズム　パーキンソン病と同じ症状だが、原因が抗精神病薬なので「パーキンソン病様」という意味で、パーキンソニズムという。

り小股歩行がみられます。上肢の筋肉が固くなり、協調運動が下手になります。ぎこちない動きを、歯車様または鉛管様と表現することもあります。そして手指に粗大な振戦が出現します。

● ラビット症候群

　パーキンソニズムの一つに、ラビット症候群と通称がついたものがあります。これは口周囲に限局して、急速律動性の振戦を認めるものです。まるでうさぎが餌を食べるときのようにもぐもぐしているので、ラビット症候群と呼ばれています。

　私は、定型抗精神病薬を多剤併用している症例で見たことがあります。患者さん本人の意思とは無関係に、口が小刻みに動いてしまうのですね。

## 筋緊張異常で奇妙な姿勢になる「ジストニア」

　ジストニアは、ジス（異常）＋トニア（緊張）でしたね。筋緊張が異常な状態です。ゆっくり、ねじるような奇妙な不随意運動が、主に体幹および四肢近位部や頸部で起こり、その結果、奇妙な姿勢になるのです。

　ジストニアは抗精神病薬の投薬初期に突発したり、抗精神病薬が増量になって比較的早期に起こることが多いのです。急性に出現することが多いので、急性ジストニアと呼ばれます。症状は口、舌、顎、顔面、頸部、躯幹、四肢の一部または全部が強直（つっぱり）し、捻転（ねじれ）します。

　特徴的なのは、眼球が上転（吊り上がる）したり、回転または固定することです。眼球が上転し、舌が口から飛び出て、体が横に傾いているのを見たら急性ジストニアとすぐに診断できます。急性ジストニアは一度見たら忘れないと思います。

　ジストニアは患者さんはもちろんのこと、まわりの家族がとてもびっくりします。もちろん患者さん本人も不安、イライラ、筋肉痛などを訴えます。麻痺がなく不安と奇妙な姿勢を示しますので、ヒステリー（被暗示性が亢進している場合）として見落とされている症例もあります。また慢性例では、ときとして知覚変容体験をともないます。

　受容体で起こっていることとしては、中枢でのドーパミンの代謝回転の亢進、つまりドーパミンがつくられても早く壊れる現象が起きているのではないかと考えられています。錐体外路にある赤核の σ（シグマ）受容体の関与も推定されています【図62】。

● ピサ症候群

　ジストニアの一つにピサ症候群があります。

図62　錐体外路症状と受容体

| 錐体外路症状 | 受容体 |
| --- | --- |
| アキネジア パーキンソニズム | 中枢ドーパミン $D_2$ 受容体遮断（黒質線条体） |
| ジストニア | 中枢ドーパミン系の代謝回転亢進 赤核 σ 受容体の関与 |
| アカシジア | 中枢ドーパミン $D_2$ 受容体過感受性（黒質線条体） |

ピサの斜塔をイメージしてください。斜めに傾いていますよね。

人間の身体を塔にたとえるなら、塔という身体を支えるのは背骨の筋肉、つまり傍脊柱筋です。その傍脊柱筋の持続的な収縮によって、体幹が側屈したままの異常な姿勢を呈しているのがピサ症候群です［★24］。

## 運動亢進でじっとしていられない「アカシジア」

アカシジアはロンド形式のように、繰り返し動き回ることでしたね。なぜ動き回るかといえば、じっとしていられないからです。さらに下肢がムズムズするといった異常知覚や焦燥、不眠などの精神症状もともないます。

アカシジアになると、患者さんは落ち着きがなくなり持続的に立ったり座ったりします。執拗に歩き回り、焦燥感、易刺激性、不安などもみられます。アカシジアと気づかなければ精神症状の悪化と誤解されることもあります。

これまで述べてきた症状と違って、アカシジアは自覚症状が中心で他覚所見に乏しいため見過ごされていることがあります。

### ●restless legs 症候群

原因不明の下肢（特に下腿）のムズムズ感があれば、薬原性アカシジアの可能性が高いのです。これを restless legs 症候群といいます。rest は休むことです。それが less で否定された状態ですから、常に足を動かしていないといけない症候群ということになります。足を動かしつづけなければならないとはとても苦痛ですよね。

このようにアカシジアは苦痛が強いため、患者さんが自分から症状を訴えて処置を求めてくることが、けっこうあります。ときに、苦痛のあまり自殺を企てたりすることもあるというのですから、どれだけ苦しいことか想像してみてください。

またアカシジアでは動き回るので、歩行距離は相当なものになります。アカシジアと気づかずに徘徊を放置され、1か月で7kgも体重が減った症例を経験しました。原因不明の体重減少ではアカシジアも考えなければなりません［★25］。

## 慢性で難治性の「遅発性ジスキネジア」

ここまでEPSの三つの症状群を説明しましたが、さらにこれに時間軸を加える必要があります。つまり急性と慢性です。

上に述べた三つの症状群、アキネジア、ジストニア、アカシジアは基本的に急性型で、抗精神病薬を減量したり、変更することで改善される症状です。しかし、慢性で難治性の遅発性ジスキネジアもあります。

抗精神病薬を長期服用していると厄介なEPSが発現することがあります。遅発性ジスキネジア（tardive dyskinesia）です。略語でTDといわれます。遅発性ジスキネジアは、"キネシア"は運動で、"ジス"は異常ですから、「抗精神病薬を長年飲んで起こる異常な運動（不随意運動）」という意味です。

具体的には抗精神病薬を長期に服用しているなかで、主に口、頬、舌、下顎にみられる不随意運動です。ときに四肢、体幹にゆっくりとした大きなアテトーゼ様の（軸が固定されていな

---

★24―ピサ症候群の別名　体幹が強直し捻転した状態なので、薬原性側方反張という呼ばれ方もある。

★25―restless legs 症候群の原因　すべて抗精神病薬が原因ではなく、鉄欠乏性貧血、尿毒症、電解質異常、妊娠などが原因のこともある。しかし精神科では圧倒的に抗精神病薬による場合が多い。

い動きの)粗大な不随意運動を認めることもあります。

遅発性ジスキネジアの発現機序としては、黒質線条体におけるドーパミン受容体の感受性の亢進が推定されています。これはドーパミン$D_2$受容体が長期に遮断されることにより、受容体が合成速度を速め、受容体の数を増やそうとする現象です(アップレギュレーションといいます)。これは薬物によってドーパミン受容体が遮断されるのを"克服"しようとするという、神経細胞のかなわぬ努力の結果と考えられます。この結果、ドーパミン結合による神経伝達が正常には行なわれないこととなり、EPSが発現するのです。

最近ではフリーラジカル(活性酸素)が神経損傷を起こし、遅発性ジスキネジアが起こるという説があり、フリーラジカルの生成を抑えるビタミンEが治療に用いられることがあります。しかし不可逆的で再生不能であることが多く、一度遅発性ジスキネジアが起こると治りにくいのが現実なので、とてもやっかいなEPSです。外国では遅発性ジスキネジアになると、患者さんや家族から訴訟を起こされる事態に発展することが多いと聞きます。

遅発性ジスキネジアは抗精神病薬を長年服用していて起こるのですが、急性期のEPSの延長線上にある病態と考えるべきです。ですから急性期のEPSを甘く考えずに、どのような種類のEPSでもひとたび出現すれば、そのときに抗精神病薬の投与量を再考すべきなのです。さらに、減量するだけでなく抗精神病薬の種類を再考し、EPSが起こりにくい非定型抗精神病薬に切り替えるべきです。そうしなければ遅発性ジスキネジアは予防できません。

### ●呼吸性ジスキネジア

遅発性ジスキネジア以外にも、ジスキネジアで注意が必要なものがあります。呼吸性ジスキネジアです。

呼吸筋も筋肉ですから、ジスキネジアが呼吸筋で起こった場合、呼吸性ジスキネジアとなります。呼吸筋の不随意運動です。呼吸筋が勝手に動くわけですから、呼吸困難、不規則呼吸、胸内苦悶を起こします。

場合によっては呼吸不全となりますので、呼吸性ジスキネジアを疑ったら、抗精神病薬を減量し、呼吸状態を十分観察しなければいけません。

稀なEPSと考えられていますが、軽症を含めれば実はかなりの頻度で発生しているのです。

## DIEPSSを利用しよう

EPSは、急性ジストニアのように一度見たらすぐわかるものから、restless legs症候群のように徘徊が唯一の症状になっていてわかりにくいものまでいろいろあります。そこで抗精神病薬によるEPSの"経過"を追うためには、評価スコアを用いると便利です。不随意運動評価尺度(Abnormal Involuntary Movement Scale；AIMS)や薬原性錐体外路症状評価尺度(Drug-Induced Extrapyramidal Symptoms Scale；DIEPSS)などが開発されています。

DIEPSSは抗精神病薬を服用中の精神科患者にみられる錐体外路症状を評価する目的で1994年に開発されたスケールです。歩行、動作緩慢、流涎、筋強剛、振戦、アカシジア、ジ

図63 薬原性錐体外路症状評価尺度(DIEPSS)の評価項目と重症度

| 日本語版(評価項目) | 英語版(項目のみ) | 重症度 |
|---|---|---|
| 1. 歩行：小刻みな遅い歩き方。速度の低下、歩幅上肢の振れの減少、前屈姿勢や前方突進現象の程度を評価する。 | Gait | 0 1 2 3 4 |
| 2. 動作緩慢：動作がのろく乏しいこと。動作の開始または終了の遅延または困難。顔面の表情変化の乏しさ(仮面様顔貌)や単調で緩徐な話し方の程度も評価する。 | Bradykinesia | 0 1 2 3 4 |
| 3. 流涎：唾液分泌過多。 | Sialorrhea | 0 1 2 3 4 |
| 4. 筋強剛：上肢の屈伸に対する抵抗。歯車現象、ろう屈現象、鉛管様強剛や手首の曲がり具合の程度も評価する。 | Muscle rigidity | 0 1 2 3 4 |
| 5. 振戦：口部、手指、四肢、躯幹に認められる反復的、規則的(4〜8 Hz)で、リズミカルな運動。 | Tremor | 0 1 2 3 4 |
| 6. アカシジア：静座不能に対する自覚；下肢のムズムズ感、ソワソワ感、絶えず動いていたいという衝動などの内的不穏症状とそれに関連した苦痛。運動亢進症状(身体の揺り動かし、下肢の振り回し、足踏み、足の組み換え、ウロウロ歩きなど)についても評価する。 | Akathisia | 0 1 2 3 4 |
| 7. ジストニア：筋緊張の異常な亢進によって引き起こされる症状。舌、頸部、四肢、躯幹などにみられる筋肉の捻転やつっぱり、持続的な異常ポジション。舌の突出捻転、斜頸、後頸、牙関緊急、眼球上転、ピサ症候群などを評価する。 | Dystonia | 0 1 2 3 4 |
| 8. ジスキネジア：運動の異常に亢進した状態。顔面、口部、舌、顎、四肢、躯幹にみられる他覚的に無目的で不規則な不随意運動。舞踏病様運動、アテトーゼ様運動は含むが、振戦は評価しない。 | Dyskinesia | 0 1 2 3 4 |
| 9. 概括重症度：錐体外路症状全体の重症度。 | Overall severity | 0 1 2 3 4 |

稲田俊也:観察者による精神科領域の症状評価尺度ガイド，じほう，66-68，2004．より引用。

ストニア、ジスキネジアの個別症状8項目と概括重症度1項目の、全部で9項目で構成されています【図63】。各評価項目の重症度は0（なし）から4（重症）までの5段階です［★26］。

この評価尺度は、「何点だとEPSと判断できる」とか「どの種類のEPSかわかる」というように使うのではなく、"経過"をみるためのものです。この点数が時間的経過にともなって、たとえば「10点が6点に下がったらEPSがよくなっている」といったように判断できます。

## EPSを起こさない精神科薬物療法をしよう

EPSは神経解剖を理解しないとわかりにくいので、精神科臨床で日常的な問題であるにもかかわらず、正しく評価されていません。EPSの機序に関してもまだまだ不明な点もあり、今後の研究が待たれます。

看護師さんから「EPSと、症状からくる状態との判別の仕方」について質問を受けることがありますが、厳密な判別は非常にむずかしいのです。しかし現状の多剤併用中心の薬物療法のなかでは、80％以上はEPSではないかと、私の経験からは思います。

繰り返しになりますが、EPSと診断したらまず最初に抗精神病薬の減量、次いでEPSが起こりにくい非定型抗精神病薬への変更を行なうべきだということを覚えてください。

---

★26―DIEPSS　原文は英語だが、評価尺度を開発する段階から日本語版の作成が同時進行で進められ、原文と日本語訳が完全に対応している。原文が英語である点でデータの国際性も保持されている。評価者間での信頼性も高いといわれており、今後臨床の場で積極的に使用し、EPSを評価する習慣をつけるべきだろう。

# 錐体外路症状

抗精神病薬によるドーパミン $D_2$ 遮断が 78％以上になると出現。
「副作用止めに抗パーキンソン病薬」は副作用の連鎖を生む。

## 17

★27―錐体外路症状の分類
1. アキネジア
   - パーキンソン症候群
   - ラビット症候群
2. アカシジア
   - restless legs 症候群
3. ジストニア
   - ピサ症候群
4. 遅発性ジスキネジア

### 薬が効いている証拠？

　統合失調症でみられる身体合併症というと、錐体外路症状（extrapyramidal symptoms；EPS）[★27]がもっとも有名です。EPS とは、歩行障害や嚥下障害などが多面的に生じる、不随意運動を主とする運動障害のことです。これが精神科においては抗精神病薬の副作用として発現してしまうのです。

　過去の精神科医療では、EPS が出現したら「抗精神病薬の効果が出ている」サインだと考えた時代もあったそうです。この考えは neuroleptic threshold theory（抗精神病薬の閾値理論）と呼ばれており、これが"定型""非定型"の言葉の由来となりました。つまり、EPS が出る薬物を"定型"としていたので、EPS が出現しなくても効果がある薬物は"非定型"になるわけです。しかし当たり前ですが、EPS は抗精神病薬の作用ではありません。出ては困る副作用です。

　近年、非定型抗精神病薬の使用が増え、EPS は減少すると思われていました。しかし現実は必ずしもそうではありません。非定型抗精神病薬の単剤投与がまだ少ないからです。EPS を起こさないような精神科薬物療法が実践されなければなりません。

## 脳科学に基づく至適用量が大事

近年は PET により抗精神病薬の至適用量が推測できるようになったので、抗精神病薬による EPS について、脳科学の面からも理解しておく必要があります。

すべての抗精神病薬はドーパミン $D_2$ 受容体の遮断作用があります。カナダの Kapur という研究者は、PET を使った実験で、抗精神病薬を服用している患者さんの黒質線条体におけるドーパミン $D_2$ 受容体が、抗精神病薬によってどれくらい占拠されているかを調べました。すると、黒質線条体におけるドーパミン $D_2$ 遮断作用が 65％以上になると抗精神病作用が現れ、72％以上でプロラクチンの上昇が認められ、78％以上になると EPS が出現するということが示されました[図 64][Kapur et al. 2000]。

ですから、EPS やプロラクチンの上昇を起こさずに抗精神病作用を示す至適用量は、「ドーパミン $D_2$ 遮断が 65〜72％の範囲にあるとき」ということになります。脳科学の進歩により、EPS は予防可能な合併症となったのです。

## 錐体外路症状とは何か

錐体外路症状の"EPS"という略語は精神科では日常的に使われています。しかし「EPSって何？」と聞かれたらどうでしょうか。理路整然と説明するのはなかなかむずかしいと

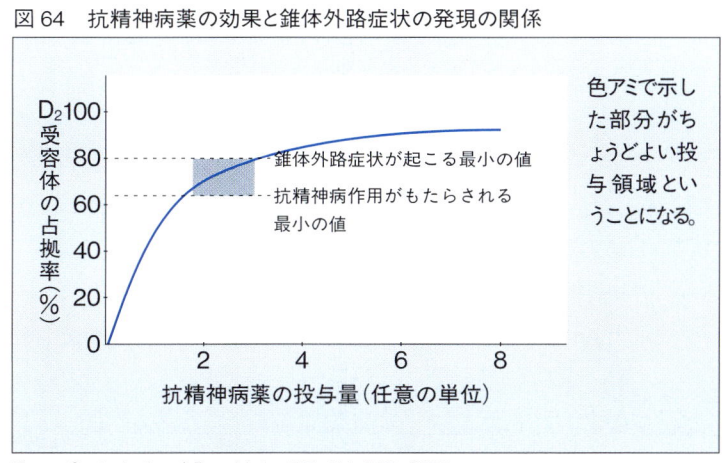

図64　抗精神病薬の効果と錐体外路症状の発現の関係

Kapur S et al.: Am J Psychiatry 157: 514-520, 2000

思います。ましてアキネジア、ジストニア、アカシジアなどの区別について答えられる人は少ないと思います。

ちなみにEPSとは、extrapyramidal（錐体外路の）symptoms（症状）、またはextrapyramidal（錐体外路の）side effects（副作用）、またはextrapyramidal（錐体外路の）syndrome（症候群）の略です。

精神科医が、看護師さんに「この患者のEPSはアカシジアで、アキネジアではないよ。昔はよくジストニアを起こしていたけど」と説明しているのを聞くことがあります。私自身がEPSに対するイメージが湧かないころ、こんな会話を耳にすれば、アカシジア、アキネジアはきっと新種の花の名前かと思ったことでしょう。

略語やカタカナ用語を理解するにはイメージをもつことが大切ですので、EPSのイメージがもてるような解説をしてみたいと思います。

### 錐体路と錐体外路

EPSを理解するには「錐体外路」とは何をするところか、その役割を考えてみるとよいでしょう。

その前に、神経解剖の授業を思い出してみると、「錐体路」なんていうのもありましたね。錐体路と錐体外路の違いはわかりますか？

錐体路も錐体外路も運動神経の経路です。ともに中枢（大脳皮質運動野）から末梢（顔面、手足、体幹）へ運動の指令を伝えます。それが延髄にある「錐体」を通るか通らないかの違いでつけられた名前です。錐体路と錐体外路がともに機能して、はじめて我々は自由に手足を動かせたり、顔の表情をつくることができるのです。

錐体路にしろ錐体外路にしろ"路"ですから、鉄道の路線を思い浮かべればよいでしょう。出発駅は錐体路も錐体外路も大脳皮質です。そして終点は末梢の筋肉ということになります。

まずは「錐体路」の道順をみてみましょう。

　　大脳皮質（運動野）→内包→中脳→橋→延髄（錐体）→脊髄→目的の筋

となります。この路線の名前は皮質脊髄路といいます。

錐体路のはたらきを一言でいえば、意図的な運動（随意運

動)を顔面、咽頭、手足、体幹などに起こさせるためのインパルスを伝達するはたらきです。反射や運動が過剰にならないように抑制をかけるはたらきもしています。ですから、錐体路が障害されると、複雑な運動を流暢に、あるいは思いのままに行なうことができなくなったり、抑制がとれて腱反射が亢進したりするのです。

　たとえば脳血管障害が起こり、内包の部位でこの運動神経経路が障害されたとしましょう。すると運動麻痺が起こりますが、それは障害された側の反対側に起こります。その理由はこの経路が延髄(錐体)で交叉するからです。錐体路の障害といえば、麻痺をイメージすればよいでしょう。

　では次に「錐体外路」の道順をみてみましょう。

　　大脳皮質(運動野)→大脳基底核→視床→小脳(聴覚・
　　視覚情報を取り入れる)→脳幹→脊髄→目的の筋

という経路になります。この経路は単線ではなく、視床や小脳で複線になっていたり、一部フィードバックループもあります。複雑な路線はそれぞれの部位ごとに、網様体脊髄路、赤核脊髄路、前庭脊髄路、視蓋脊髄路と名づけられています。ここで覚えておいてほしいのは、錐体外路は「大脳基底核」を通るということです。

　では、これらの錐体外路の路線が障害されるとどうなるのでしょうか。

　錐体外路のはたらきは、錐体路による随意運動を微妙に調整し、円滑で正確な動きができるようにすることにあると考えられています。大脳皮質から出た運動の指令が、大脳基底核や視床、小脳において視覚、聴覚などの情報を取り入れて、末梢方向に伝わって筋肉を動かすわけですが、それが障害されるのですから、全身の筋肉の緊張、身体の安定がくずれるなど、運動の調節障害をイメージすればよいと思います。だから身体の動きが鈍くなったり、転びやすくなったり、手がふるえたりするのです。

　錐体路障害と錐体外路障害の鑑別を【図65】に示しました。

## 抗精神病薬はドーパミン神経経路を選択的に抑制できない

　では、抗精神病薬によってなぜ錐体外路の機能が障害されるということが起こるのでしょうか。

　抗精神病薬は中枢神経系[★28]のドーパミンを抑える薬で

★28―中枢神経系と末梢神経系の違い　中枢神経系は、大脳、小脳、脳幹、脊髄を指す。一方、末梢神経系は、中枢神経系に出入りする神経をさす（末梢神経のうち、大脳・脳幹に出入りするものを脳神経といい、脊髄に出入りするものを脊髄神経と呼ぶ）。
脳や脊髄に出入りする神経のうち、運動の指令を手足や体幹に伝える神経（運動神経）は「出ていく神経」で、逆に、手足や体幹の感覚を脳に伝える神経（知覚神経）は「入っていく神経」になる。

図65　錐体路障害と錐体外路障害の鑑別

|  | 錐体路 | 錐体外路 |
|---|---|---|
| 筋緊張亢進は? | 痙縮*<br>Spasticity | 固縮*<br>Rigidity |
| バビンスキー反射*は? | 陽性 | 陰性 |
| 深部腱反射は? | 亢進 | 正常 |
| 不随意運動は? | ともなわない | しばしば活発になる |

＊バビンスキー反射：足の裏をマッチ棒のようなものでかかとから小指の方向にこすると、錐体路障害をもっている場合、親指が反射的に足背方向に背屈する。これをバビンスキー反射という。通常は足底反射（足指が内側に屈曲する動き）しかみせない。
＊痙縮：筋肉がずっと緊張していて、関節を曲げようにも曲がらないような状態。
＊固縮：関節運動がスムーズに行なえず、ギコギコとぎこちなく動くような状態。

す。【図66】に示すように、脳内には四つのドーパミン経路があります。中脳辺縁系（A）、黒質線条体系（B）、中脳皮質系（C）、漏斗下垂体系（D）です。

　本来、抗精神病薬は、中脳辺縁系（A）におけるドーパミン $D_2$ 受容体だけを適度に遮断することで、抗精神病作用を得ることをねらいとして投与されているものです。しかし、残念ながら中脳辺縁系のみならず、黒質線条体系（B）や、中脳皮質系（C）、漏斗下垂体系（D）においてもドーパミン $D_2$ 受容体を遮断してしまうことで、以下に示すような副作用が起きてしまうのです。

　黒質線条体系（B）という経路は、黒質から大脳基底核までをつなぐ経路です。黒質線条体経路のドーパミン受容体が抗精神病薬によって遮断されてしまうと、運動に関連した神経伝達物質が伝わらず、大脳基底核が担っている運動の調整機能が作動しなくなってしまい、錐体外路症状が起こります。

　同じように中脳皮質系（C）のドーパミン $D_2$ 受容体の遮断は、陰性症状や認知機能の低下に影響します。

　漏斗下垂体系（D）のドーパミン $D_2$ 受容体の遮断は、この神経経路が果たしているプロラクチンの分泌調節機能を適切にはたらかなくさせてしまうことによって高プロラクチン血症（→p.100）を引き起こします。

図66 脳内ドーパミン経路

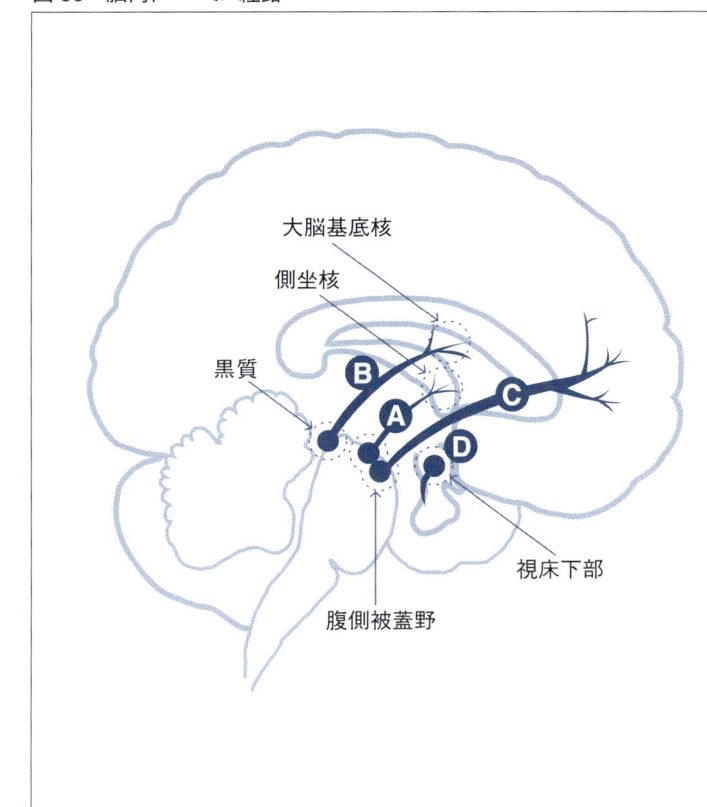

**Ⓐ 中脳辺縁系：**
腹側被蓋野から側坐核へと向かう経路。幻覚や妄想と関連する（快感や乱用薬による多幸感）。
遮断すると ➡ 抗精神病作用が得られる。

**Ⓑ 黒質線条体系：**
黒質から基底核へと向かう経路。錐体外路系で運動を調節する。
遮断すると ➡ 錐体外路症状が出現する。

**Ⓒ 中脳皮質系：**
腹側被蓋野から辺縁系皮質へと向かう経路。陰性症状、認知症状と関連。
遮断すると ➡ 陰性症状の悪化、認知機能の低下が起こる。

**Ⓓ 漏斗下垂体系：**
視床下部から下垂体前葉へと向かう経路。プロラクチン分泌を調節している。
遮断すると ➡ 高プロラクチン血症が起こる。

（図中ラベル：大脳基底核、側坐核、黒質、腹側被蓋野、視床下部）

## EPSが出たら、まずは薬の減量・変更

　抗精神病薬の副作用で、EPSはいまだに大きな問題です。EPSになると、患者さんのQOLは大きく低下してしまいますし、患者さん自身も薬を飲むことが怖くなり、アドヒアランス（みずからの決定に従って治療・服薬しようとする姿勢 →p.152）を低下させてしまいます。

　ですからEPSを早期に見つけ、それを評価することが重要なのです。そしてもしEPSになってしまったと判断したら、抗精神病薬を減量もしくは変更し、経過をみていくことが大切です。

　このとき、よく「副作用止め」と称して抗パーキンソン病薬が処方されることが多いのですが、これは副作用止めのつもりが次なる副作用をつくってしまうという、たいへんに危険な処方なので避けるべきです。これについては後のLectureで解説していきましょう（→p.123）。

## 非定型抗精神病薬がEPSを起こしにくい理由

　非定型抗精神病薬はEPSを比較的起こしにくい薬といわれているのですが、それは非定型抗精神病薬がもつ「ドーパミン遮断特性」によると考えられます。

　一つ目の特性は、まだ確定されていない説ではあるのですが、いくつかの非定型抗精神病薬がSDA（セロトニン-ドーパミンアンタゴニスト）作用をもっているというものです。

　セロトニン神経終末は黒質や線条体に分布しているのですが、セロトニンが受容体に結合し信号を伝えると、神経終末でのドーパミンの遊離を"抑制"する方向に調整します【図67中】。

　非定型抗精神病薬に共通する性質は、ドーパミン$D_2$受容体への親和性が比較的弱いことと、セロトニン$5\text{-}HT_{2A}$受容体への親和性が強いことです。そこで、非定型抗精神病薬が黒質や線条体においてセロトニン$5\text{-}HT_{2A}$受容体をブロックし、電気信号が送られなくなると、ドーパミンの分泌は"促進"されることになります。そのため黒質線条体系におけるドーパミン$D_2$受容体の遮断はキャンセルされ、EPSが少なくなる、という説です【図67右】。一方で、中脳辺縁系にはセロトニン$5\text{-}HT_{2A}$受容体の分布が少ないので、ドーパミン$D_2$受容体は遮断されたままとなり、抗精神病作用を発揮しつづけるのではないか、といいます。

　二つ目の特性は、いくつかの非定型抗精神病薬のもつ、ドーパミン$D_2$受容体に対する速い解離（低い親和性）という

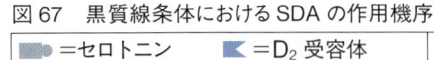

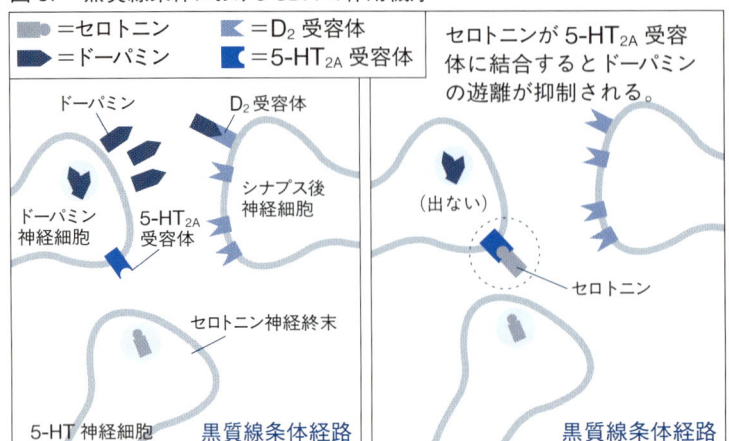

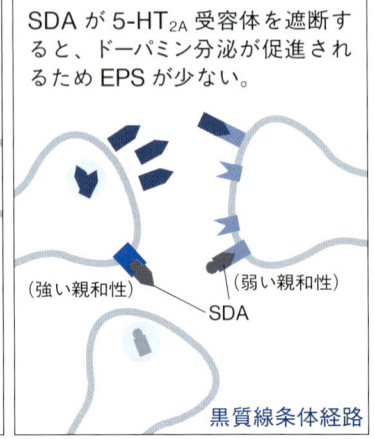

図67　黒質線条体におけるSDAの作用機序

特性です。

　Kapur らは、実験でヒトの脳におけるドーパミン $D_2$ 受容体に対するクエチアピン(セロクエル®)の結合性を PET で観察しました。400 mg のクエチアピンを服用し、3 時間後にみたところ黒質線条体のドーパミン $D_2$ 受容体の 57% が占拠されていましたが、24 時間後には占拠率は 20% にまで低下していました。一方、ハロペリドール(セレネース®)で同様の観察を行なったところ、24 時間後でも 60〜70% の占拠率を保ったままでした。この実験は、クエチアピンがハロペリドールと比較してドーパミン $D_2$ 受容体に結合してもすぐに解離し、親和性が低いことを示しています。このような特性が、EPS を起こさせにくくしているのではないか、と考えられます。

　三つ目の特性は、二つ目にあげた特性とも関連しますが、線条体と辺縁系における、ドーパミンの濃度の違いによって生じる特性です。線条体のほうが辺縁系に比べて、組織ドーパミン含量が約 100 倍、細胞外ドーパミン濃度で約 13 倍高いという実験報告があります。したがって、線条体ではすでに組織内に存在するドーパミンによって $D_2$ 受容体は占拠されており、親和性の低い非定型抗精神病薬は競合できず、EPS を起こさないと考えられます。一方、辺縁系ではドーパミンの濃度が低いので、親和性の低い非定型抗精神病薬でも $D_2$ 受容体を占拠することができ、抗精神病作用を発揮しているという考えです。

　最後に、EPS を起こしにくくするものとして、非定型抗精神病薬のアリピプラゾールがもつ部分(パーシャル)アゴニスト[★29]という特性があげられます。ドーパミンの反応という点でみると、アゴニスト(作動薬)、つまり生理的なドーパミンでは、ドーパミン受容体の活性化は 100% です。ところがここにハロペリドールのようなアンタゴニスト(拮抗薬)を加えると、用量依存的に反応は 0 まで抑制されます。しかし、アリピプラゾールはドーパミン反応を抑制しつつも、30% 程度の信号を伝えます。ドーパミンの放出が少ない場合も、30% 程度で安定します。これが部分アゴニストがドーパミン系安定化作用をもつといわれる理由です。これを図示すると【図 68】のようになります。

★29―部分アゴニスト
- アゴニスト=作動薬。受容体と相互作用し、全活性の細胞内シグナル伝達を引き起こす物質。
- アンタゴニスト=拮抗薬。アゴニストと拮抗的に作用してその作用を減弱させる物質。
- 部分アゴニスト=受容体にくっつき、部分的にシグナル伝達を引き起こす物質。

図68 アリピプラゾールのドーパミン神経伝達安定化作用

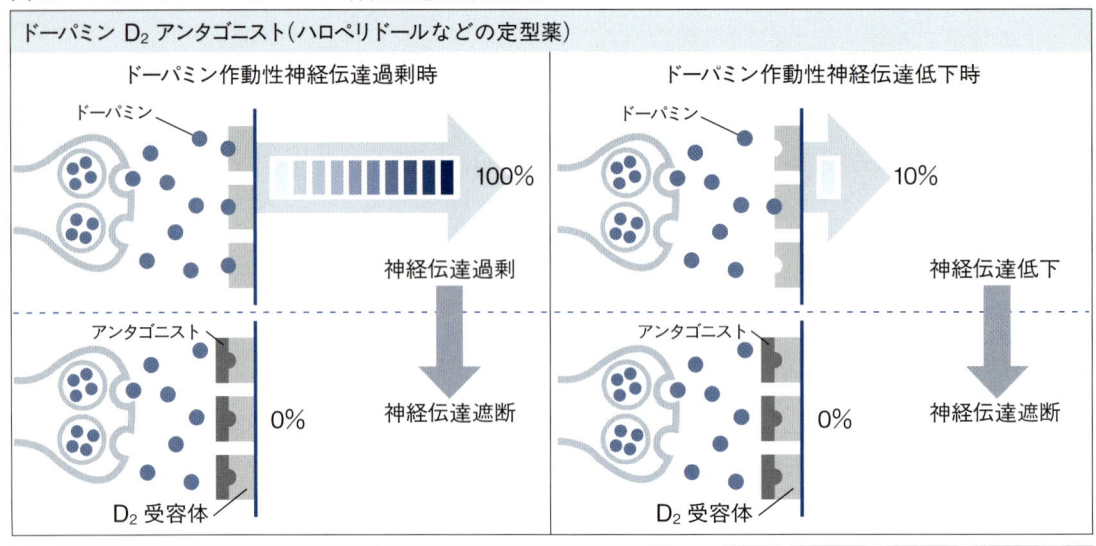

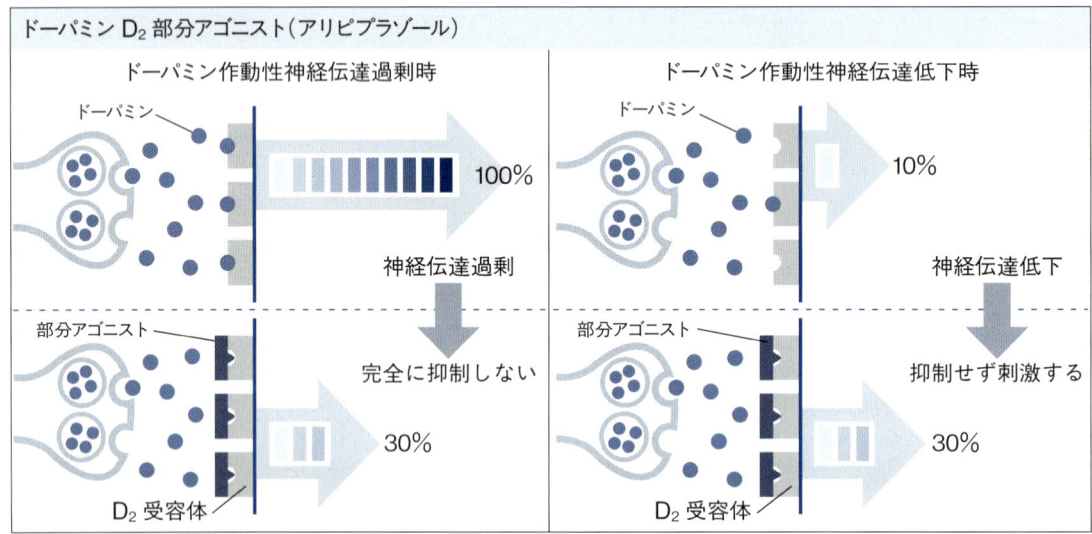

**ドーパミン D₂ アンタゴニスト（ハロペリドールなどの定型薬）**

ドーパミン作動性神経伝達過剰時：100% → 神経伝達過剰 → アンタゴニスト（D₂受容体）0% → 神経伝達遮断

ドーパミン作動性神経伝達低下時：10% → 神経伝達低下 → アンタゴニスト（D₂受容体）0% → 神経伝達遮断

**ドーパミン D₂ 部分アゴニスト（アリピプラゾール）**

ドーパミン作動性神経伝達過剰時：100% → 神経伝達過剰 → 部分アゴニスト（D₂受容体）→ 完全に抑制しない 30%

ドーパミン作動性神経伝達低下時：10% → 神経伝達低下 → 部分アゴニスト（D₂受容体）→ 抑制せず刺激する 30%

既存の定型抗精神病薬はD₂受容体アンタゴニスト（拮抗薬）であり、ドーパミン神経伝達過剰時だけでなく低下時でもシナプス後部位D₂受容体に対してアンタゴニストとして作用し、どちらの場合にもドーパミンの神経伝達を完全に遮断する。

一方、ドーパミンD₂受容体部分アゴニストは、ドーパミン作動性神経伝達過剰時にはシナプス後部位ドーパミンD₂受容体に対してアンタゴニストとして作用するがその神経伝達を完全には抑制せず、ドーパミン神経伝達が低下しているときにはシナプス後部位ドーパミンD₂受容体に対してアゴニストとして作用して、低下しているドーパミンの神経伝達を促進、改善する。

この作用により、アリピプラゾールはドーパミン・システムスタビライザーともいわれる。

## 錐体外路症状と精神症状は区別できるのか

錐体外路症状（EPS）は抗精神病薬による副作用として起こりますが、アカシジアやrestless legs症候群の項（→p.108）で述べたように不安やイライラをともなうことが多く、精神症状との鑑別が問題になります。統合失調症を治療しようと思って投与した薬が、統合失調症の症状をつくることになるのですから、なんとも皮肉なことです。

さて、「EPSと精神症状はどのようにして区別したらよいのでしょうか」と聞かれたことがあります。「EPSを起こしやすい抗精神病薬を使用している」とか、状況証拠で判断することはある程度可能でしょうが、症状だけからは厳密には区別できないのです。

もちろん同じようなことが陰性症状についてもいえます。動きが少なくなり、終日臥床傾向となり、物忘れがひどくなった患者さんを、慢性期病棟でよく見かけます。この場合、統合失調症自体による認知機能の低下や活動性の低下なのか、抗精神病薬や抗パーキンソン病薬による認知機能の低下なのか、あるいはEPSによる活動性の低下なのか、区別することは困難です。

NIDS（neuroleptic-induced deficit syndrome）という言葉があるくらいです。これは抗精神病薬（neuroleptics）が、誘発する（induced）欠陥症候群（deficit syndrome）という意味です。臨床現場では、統合失調症本来の経過（陰性症状）なのか、副作用であるEPSやNIDSなのかは、判然としないのです。

さらに最近の研究によれば、抗パーキンソン病薬であるビペリデン（アキネトン®）が、その抗コリン作用により、初期のアルツハイマー病に認められる記憶障害とまったく同じ症状を起こすことがわかりました。つまり、抗精神病作用はなく、EPSを抑える目的でしかない抗コリン薬を併用することで、アルツハイマー様の認知機能障害を起こすことがあるのです。

EPSやNIDSや抗コリン薬によるアルツハイマー病様の認知機能障害は、統合失調症の病態を複雑にしてしまいます。これらの症状を統合失調症の陰性症状と鑑別し、抗精神病薬の変更や抗パーキンソン病薬を減薬（徐々にですよ）しなければ、取り返しがつかないことになります。薬を止めたからといって、元通りにはなりません。つまり神経が化学的な変性を起こすのです。受容体レベルで不可逆的な変化が起こるわけです。EPSは避けなければいけない副作用であることは、これだけでもおわかりいただけると思います。

# Box いったい何が「非定型」?

みなさんは「非定型抗精神病薬とは」と聞かれたら、どんな薬をイメージされるでしょうか。「EPSが少ない新しい抗精神病薬」というイメージでしょうか。では少し学問的な視点で、「非定型抗精神病薬の定義は」と聞かれたらどう答えますか。けっこう答えに困るのです。

非定型抗精神病薬の定義を探してみると、定義自体が少しずつ変化していることがわかります。わが国では当初、薬理学的特徴として、受容体遮断特性の視点から、「ドーパミン受容体遮断よりセロトニン受容体遮断が強い」ことを強調した定義が多くみられました。SDA(serotonin dopamine antagonist；セロトニン-ドーパミン拮抗薬)という言葉が流行りましたね。

また、受容体遮断特性はセロトニンだけではないという意味で、MARTA(multi-acting receptor targeted antipsychotics；多受容体作動薬)という言葉も登場しましたね。それからドーパミン受容体に対する結合の仕方の違いが強調され、ゆるい結合(loose binding)が定義に取り入れられたこともあります。ドーパミン遮断特性からいえば、遮断だけではなく適度に伝える部分アゴニスト(partial agonist)と呼ばれる薬も登場しました。

つまり、薬理学的に非定型抗精神病薬はこうだと一つに定義できないのです。実は非定型抗精神病薬に分類されている薬には、薬理学的に共通する作用機序があるとはいえないのです。そこで混乱が起こります。

そういうときは語源に立ち返りましょう。非定型とはatypicalの訳です。では定型typicalに対して、どこが非定型なのでしょうか。

古い話ですが1970年代のことです。もともとは抗うつ薬として開発されたクロザピンという薬が抗精神病作用を示しそうだということがわかったのですが、EPSが出ないので抗精神病薬の効果は疑問だとがっかりされたのです。しかし研究を進めると、クロザピンには抗精神病作用がたしかにあり、それでいてEPSが出ないのです。

当時は抗精神病作用とEPSはある程度セットとして考えられていたので、「EPSが出ないので抗精神病薬の定型的な振る舞いではない」ということで、非定型(atypical)と名づけられたわけです(クロザピンは稀に顆粒球減少症という重大な副作用が起こることがあり、わが国ではまだ導入されていませんが、治療抵抗性の統合失調症に効果があるという薬です。それ以外の副作用としては肥満、糖尿病、高脂血症が問題となります)。

つまり、非定型とは「抗精神病作用を示しながらEPSが少ない」ということが語源で、薬理学的な定義というより臨床的な定義なのです。

非定型が常識的な治療になってきた今日では、非定型という呼び名自体に困惑することもあります。なにしろEPSは避けなければならない副作用ですから。そこで、新規抗精神病薬(novel antipsychotics, newer antipsychotics)という表記が用いられることが多くなりました。しかしいまは新しいといってもクロザピンも1970年代ですし、いずれはオールドといわれる時代がくるのは確実ですから、第2世代抗精神病薬(second generation antipsychotics；SGA)という表記も用いられます。

新しい抗精神病薬はSDAやMARTAという分類だけでなく、上に述べたように結合の仕方での分類、あるいは「ドーパミン部分アゴニスト」という機序など薬理作用の特性が異なりますので、従来の抗精神病薬と区別するときはSGAというくくり方が用いられることが多くなるでしょう(ドーパミン部分アゴニストのアリピプラゾールは第3世代抗精神病薬と呼ばれることもあります)。ただし繰り返しますが、SGAと総称されていても薬理作用は異なりますので、それぞれの薬で副作用のプロフィールが異なることに注意しなければいけません。

# Lecture

# 「副作用止めとしての抗パ薬」の危険性

## 抗パーキンソン病薬は副作用の悪循環をつくる

　錐体外路症状（EPS）が出現したら、「副作用止め」として抗パーキンソン病薬（以下「抗パ薬」と表記します）を出すことで対応していませんか。多くの病院で実際にとられている対応だと思いますが、実は後に大きな問題を生む危険性をはらんでいるのです。

　EPS が出現したら、最初に行なうべきことは「抗精神病薬の減量」であり、「変更」です。安易な抗パ薬の投与は、新たな副作用をつくります。つまり副作用止めで副作用をつくってしまうのです。副作用の連鎖です。

　抗パ薬は統合失調症を治療する薬ではありません。抗パ薬の多剤併用や長期使用は、精神科薬物療法のなかでいまだに続けられている誤解にもとづく処方です。抗パ薬の問題点を整理してみましょう。

## なぜ EPS に抗パ薬が使われているのか

　抗パ薬が EPS を軽減すると期待されて使われる薬理学的根拠は、抗コリン作用にあります。抗コリン作用とは、アセチルコリン（Acetylcholine；ACh）という神経伝達物質の作用を阻害する作用のことです。

　ここでもう一度、黒質線条体経路の神経伝達物質と受容体との関連から EPS の発現機序をみてみたいと思います。

　黒質線条体経路のドーパミン神経は、「シナプス後（こう）」でコリン神経と連絡しています。通常ドーパミンは、コリン神経からのアセチルコリンの遊離を遮断し、アセチルコリンの活動性を抑制するようにはたらきます[図 69]。しかし抗精神病薬によってドーパミン $D_2$ 受容体が遮断され、アセチルコリンの遊離をドーパミンが抑制できなくなると、アセチルコリンは過活動になります[図 70]。この、ドーパミンの相対的な低下とアセチルコリンの過剰による運動の異常な亢進が、EPS の薬理学的な機序となります。

　このとき、アセチルコリンの過活動を代償する方法として、アセチルコリン受容体を遮断してしまえばよいのではないか、ということで使われているのが抗パ薬なのです[図 71]。

## アセチルコリンを抑えた影響は全身に及ぶ

　では、アセチルコリンとは何でしょうか。

　アセチルコリンは副交感神経や運動神経の末端から放出され、情報（命令）を伝える役割をしています。ですから、アセチルコリンは全身のはたらきに関連します。

　アセチルコリンがアセチルコリン受容体に結合すると、たとえば骨格筋や心筋、内臓筋の筋線維では、刺激が伝達され筋肉が収縮します。

図69 ドーパミンがアセチルコリンの活動を抑制する機序

- ◆ ＝アセチルコリン
- ▶ ＝ドーパミン
- ◀ ＝$D_2$受容体

ドーパミンが$D_2$受容体に結合するとアセチルコリンの遊離を抑制する。

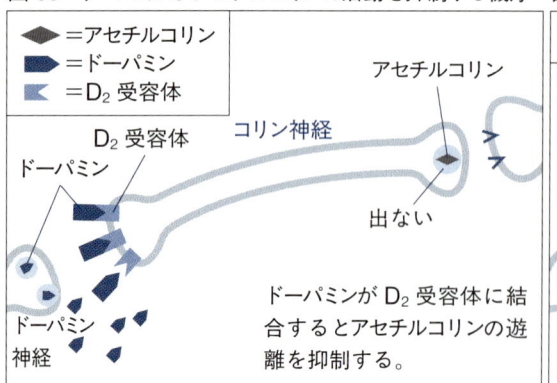

図70 抗精神病薬がアセチルコリンを過活動にさせる機序

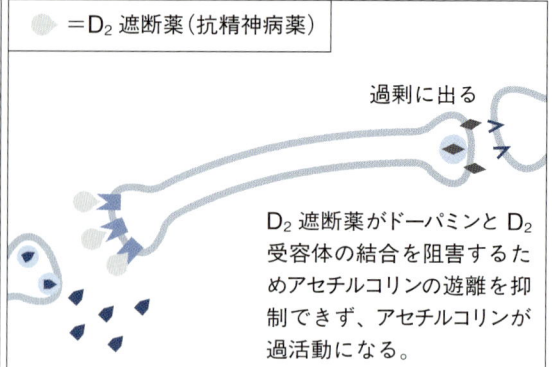

- ○ ＝$D_2$遮断薬（抗精神病薬）

$D_2$遮断薬がドーパミンと$D_2$受容体の結合を阻害するためアセチルコリンの遊離を抑制できず、アセチルコリンが過活動になる。

図71 抗パーキンソン病薬がアセチルコリンの活動を抑制する機序

- ▽ ＝抗パ薬

抗パ薬でアセチルコリン受容体を遮断して、アセチルコリンの過活動を抑制する。

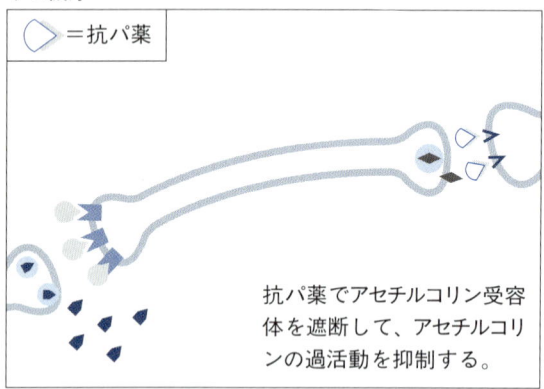

あるいは副交感神経を刺激すると、脈拍を遅くし、唾液の産生を促す作用があります。また脳内では記憶や認知機能と関連します。

したがって、アセチルコリンを阻害すれば（つまり抗コリン作用ですね）、副交感神経系の作用を抑えて脈が速くなります。目の毛様体筋の動きが悪くなり、ものが二重に見えます（複視）。唾液の分泌が悪くなり、口が渇きます。認知機能が低下し、物忘れがひどくなります。これらは副作用のほんの一例に過ぎません。

アセチルコリンは全身にある神経伝達物質であり、しかも抗コリン作用には受容体に対する選択性がほとんどありません。だからEPSを軽減する目的で投与した抗パ薬は、脳以外の全身のアセチルコリン受容体にも作用し、抗コリン作用を示します。それで脳とは一見関連がない消化管、眼、心臓などでさまざまな副作用を起こしてしまうのです[★ 30]。

抗コリン作用が強く、最も汎用されている抗パ薬は、ビペリデン（アキネトン®）でしょう。

★30―アセチルコリンの受容体　アセチルコリン受容体にはサブタイプがあり、全身に分布している。
アセチルコリン受容体の種類はニコチン受容体（nicotinic receptor：骨格筋の筋神経接合部の終板、自律神経節のシナプス後膜、中枢神経、副腎髄質に存在するもの）とムスカリン受容体（muscarinic receptor：副交感神経節後線維と効果器との間に存在するほか、脳内に存在するもの）がある。
たとえばムスカリン受容体$M_2$は主に心筋（心房）に存在し、脈を遅くする方向に作用する。ムスカリン受容体だけでも全身には$M_1$から$M_5$まであると考えられている。

## 抗パ薬の副作用は三つのパターンで理解しよう

　抗パ薬の副作用は、主に抗コリン作用によるものですが、これらは大きく三つの群に分けると理解しやすいと思います。
　第1群は副交感神経系が関与する副作用で、便秘、イレウス、尿閉、ドライアイ、複視、口渇、頻脈、発汗低下など。
　第2群は抗パ薬を急に中止することであらわれる副作用で、悪性症候群、反跳（リバウンド）現象。
　第3群は中枢神経性の副作用で、認知機能の低下、精神症状の発現です。

## 副交感神経系が関与する副作用

　第1群は、副交感神経系が関与するものです。もっとも頻度が高いのは、唾液分泌抑制による口渇でしょう。口渇は多くの統合失調症患者さんが訴えることだと思います。それから消化管の運動抑制にもとづく悪心・嘔吐、食欲不振、便秘、イレウス（腸管麻痺）などの消化器症状も実に多くみられます。循環器系では、起立性低血圧、心悸亢進が起こります。泌尿器系では排尿困難、尿閉がみられます。眼毛様筋の麻痺により視調節障害を生じ、眼房内圧の上昇から緑内障を悪化させることもあります。
　抗コリン作用で起こる発汗の減少も、実は重大な問題を含んでいます。抗パ薬を大量に服用している患者さんは、体温が上昇しても発汗で体温を調整することができにくいのです。夏の暑い時期に体育館で運動後に急に発熱する患者さんや、炎天下の作業のあと元気がなくなる患者さんを見たことはありませんか。極端な場合は熱中症になり、命にかかわる状態になることもあります。

## 急に止めるとやっかいなことに

　第2群として、抗パ薬を長期継続投与した統合失調症患者が急に抗パ薬を止めると、退薬症候が約60％にみられるといいます。抗パ薬は中止するときにも注意が必要で、急に止めることができないやっかいな薬です。
　抗パ薬の急な中止で注意しなければならないのは、悪性症候群です。抗パ薬の急激な離脱により、著しい自律神経症状をともなう悪性症候群を併発することがあるからです。程度が軽いものまでを含めると、抗パ薬を急激に中止すると、血清CKの上昇は半数以上にみられます。
　また抗パ薬を急に中止すると、悪性症候群以外にもリバウンドと呼ばれる反跳現象（cholinergic rebound）が起こることがあります。これはインフルエンザ様症状と表現されます。つまり著しい倦怠感、不穏、不眠、筋肉痛、悪心・嘔吐、食欲不振、下痢などの消化器症状、めまいなどをきたします。抗パ薬は急に止められない怖い薬であるという認識をもつ必要があります。
　どうして抗パ薬を止めるときにもこんなことが起こるのでしょう。
　これは遅発性ジスキネジアのところで解説したアップレギュレーション（→p.109）と同じこと

が、アセチルコリン受容体でも起きているからではないかと考えられます。つまり、長期にわたって抗パ薬がアセチルコリン受容体を遮断したことにより、神経細胞がこれを克服しようとアセチルコリン受容体の数を増やすという現象を起こしているのではないかということです。そのため、急に抗パ薬をやめると、全身にあるアセチルコリン受容体で過活動が起こり、さまざまな異常反応を引き起こすのです。

## 抗パ薬は認知機能を低下させ、依存を形成する

　第3群の、中枢性の副作用として多くみられるのは、頭重、頭痛、眠気です。

　しかしそれ以外に、気づかれにくいものとして記憶障害があります。抗パ薬を内服すると、即時記憶や作業記憶(working memory)が障害されます(長期記憶に関しては障害されないとの報告が多いのですが)。統合失調症患者の抗パ薬を中止していったところ、ウェクスラー記銘力テストの成績が改善したというデータがあります。

　記憶障害だけでなく、もう一つ、抗コリン作用が引き起こすものに、気分高揚作用があります。その作用のために抗パ薬は乱用や依存ないし嗜癖傾向を生んでしまうことがあるのです。依存の形成は複数の抗パ薬を併用した場合により確率が高くなります。

　元来、抗パ薬は常用量でも人によっては錯乱状態、幻覚を引き起こすことが知られていました。ビペリデン(アキネトン®)がいちばん起こしやすく、ドイツでは"アキネトン精神病"(Akinetonpsychose)と呼ばれていたくらいです。健常者にビペリデンを静注しても、慢性アルコール中毒患者のアルコール禁断症状に類似する症状(注意力の減退や夢幻様体験)や脳波異常および眼球運動が出現することがあります。

　高齢者は少量の抗パ薬でも物忘れや見当識障害が起こります。認知症と同じ症状です。また抗パ薬は高齢者にせん妄や幻覚などの精神症状を出現させることもあります。これはおそらく、高齢者になってアセチルコリン受容体が自然に減少しているところに、少量でも抗パ薬が入ることで、受容体の多くがふさがれてしまうからだと思われます。

　統合失調症の患者さんで、多剤併用から脱却でき、最後に抗パ薬が減量になりついに抗パ薬から解放されると、「頭がすっきりする。物覚えがよくなった。まるで頭がよくなったようだ」と表現される方をみたことがあります。いま考えると、抗パ薬が認知機能の低下や精神症状を引き起こしていたのでしょう。

## アセチルコリン受容体の立場に立ってみると

　定型抗精神病薬はEPSを起こしやすいため、最初から抗パ薬が併用処方されることが多くありました。次のような処方は、一昔前ならよくみられたと思います。

> 処方例
> ● ハロペリドール(セレネース®) 18 mg
> ● クロルプロマジン(コントミン®) 150 mg
> ● ビペリデン(アキネトン®) 6 mg
> ● プロメタジン(ピレチア®) 75 mg
> ● 臭化ジスチグミン(ウブレチド®) 15 mg
> ● アクラトニウム(アボビス®) 150 mg

　ハロペリドールは抗精神病作用が強い薬で

す。ハロペリドールの量が多いため、EPSが出現したと思います。そこで抗パ薬として、ビペリデンとプロメタジンの2種類が処方されたのでしょう。

次に抗パ薬で尿閉や頑固な便秘が出現したのでしょう。今度はコリン作動薬の臭化ジスチグミンとアクラトニウムが2種類追加処方されているのです。

「薬剤のアセチルコリン受容体に対する選択性は低い」ということを述べましたね。つまり抗パ薬は全身のアセチルコリンの受容体に非選択的に抗コリン作用を示すのです。

ここで一つのアセチルコリン受容体に着目してみましょう。あるいはあなた自身がアセチルコリン受容体だったら、と仮定して、アセチルコリン受容体に感情移入してこの処方をみてください。

ビペリデン、プロメタジンは抗コリン作用です。アセチルコリン受容体であるあなたに歯止めをかけます。しかし臭化ジスチグミンとアクラトニウムはコリン作動薬です。アセチルコリン受容体であるあなたを後押しします。歯止めをかけられたり、後押しされたり……。

言い換えれば、あなたは止まれといわれたり、動けといわれたりしているのです。180度異なる命令があなたに下されているのです。あなたはどうしますか。

まるで統合失調症の仮説の一つであるダブルバインド(二重拘禁)のように、「右向け」「左向け」を同時に命令されているようなものです。いったいどっちを向いたらよいのでしょう。

このような処方では、アセチルコリン受容体がストレスに耐えられなくなりコントロールを失うのは時間の問題です。

## ではどうすればよいか？

この喩えは、抗パ薬は副作用の連鎖を生む恐ろしい薬であることをいいたかったのです。抗パ薬の安易な長期連用は避けるべきです。ですからまずは、

(1) 抗パ薬を使わなくてもよいような、つまりEPSを起こさない精神科薬物療法を行なわなければなりません。

これが第一です。しかし、それでもどうしても使わなければならないような状況がすでにあるとしたら、

(2) 抗パ薬は必要に応じて「少量から開始」するようにし、効果と副作用のバランスを考えてやや低めの使用に抑えるべきです(高齢者、全身状態不良の患者さんにはさらに少なめにすることが望ましいといえます)。

最近では抗パ薬の6か月を超える長期投与は避けるべきだといわれています。

この項の最後に、一つ追加しておきます。例にあげた処方もそうですが、"味付け"にクロルプロマジン(コントミン®)が使われることが多いのです。「ハロペリドール(セレネース®)にクロルプロマジンを追加投与すると、鎮静と同時にEPSが軽減する」といわれますね。

クロルプロマジンは、実は、抗コリン作用が強い薬です。だから抗パ薬として作用している可能性があります。抗コリン作用が強い抗精神病薬は、「隠れた抗パ薬」といえるのです。クロルプロマジンや合剤のベゲタミンも、抗精神病薬としては疑問をもつ時期がきたのではないでしょうか。

# 骨折

多剤併用が錐体外路症状やふらつきを起こし、転倒を誘発する。
高プロラクチン血症が骨密度を低下させることも。

## 18

　骨折は精神科病院では比較的多い身体合併症です。抗精神病薬が直接骨折を起こすわけではありませんが、関連性としては非常に大きなものがあります。骨折や脱臼について考えてみましょう。

### あなどれない転倒

　骨折を起こす直接的な原因としては「転倒」がいちばん多く、精神科病院で注意しなければならない事故の一つです。ヒヤリハット事例のなかで、転倒は誤薬とならび頻度が高いものです。
　転倒する要因は必ずしも単一ではありませんが、抗精神病薬との関連では次の二つが考えられます。一つは抗精神病薬を原因とする錐体外路症状が出ており、それによって歩行障害を起こしているため。もう一つは抗精神病薬によって"ふらつき"が起きている場合です。
　なお、転倒して問題となるのは、皮膚の損傷である擦過傷や切創、骨の損傷である骨折や脱臼がありますが、ひどい場合には頭部打撲によって硬膜外血腫を起こすこともあります。軽微な転倒も、繰り返すうちに慢性硬膜下血腫(水腫)を起こし認知症になることもありますので、転倒は決してあなどれないのです。

## 多剤併用でつまずき、ふらつき、転倒する患者さん

　一つめの症例は、66歳、男性の統合失調症の患者さんです。

　無為自閉的で精神科病院に長期入院中でした。抗精神病薬は多剤併用で、クロルプロマジン換算量で約1,600 mg/日内服中でした。抗パーキンソン病薬もビペリデン(アキネトン®)6 mgを内服中でしたが、小刻み歩行でよくつまずいていました。不眠を訴え、レボメプロマジン(レボトミン®)が追加になりました。そして夜間トイレに行こうとして転倒し、動けなくなったのです。

　翌日X線写真を撮ると、【図72】に示すように、左大腿骨頸部骨折であることがわかりました(矢印で示した黒い隙間が骨折線)。整形外科病院に転院し、手術により治療しました。結局これは、錐体外路症状と抗精神病薬の増量によるふらつきで転倒を起こし、骨折した症例でした。

　二つめの症例は、68歳、女性の統合失調症の患者さんです。

　幻聴はありますが、どうにか病棟に適応していました。抗精神病薬は定型抗精神病薬の多剤併用で、クロルプロマジン換算量で約1,200 mg/日内服していました。ふらつきがみられ、よく転倒していましたが、ある日ベッドから降りようとしてバランスを崩して、床に倒れてしまいました。その後、

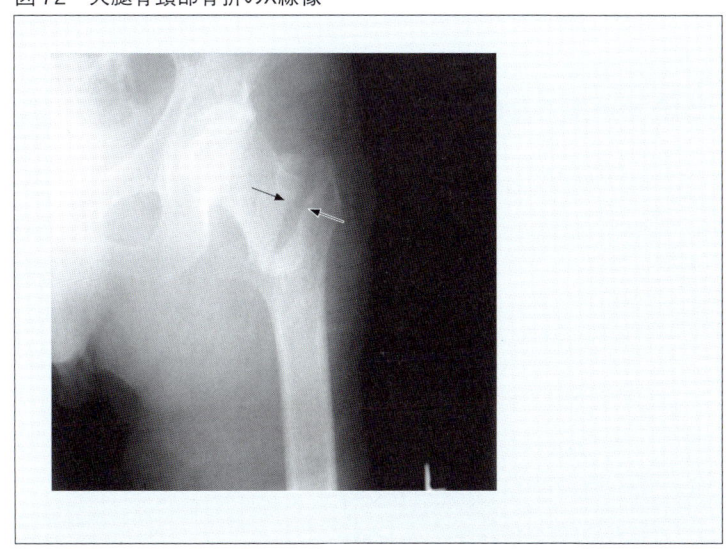

図72　大腿骨頸部骨折のX線像

図73　肩関節脱臼のX線像

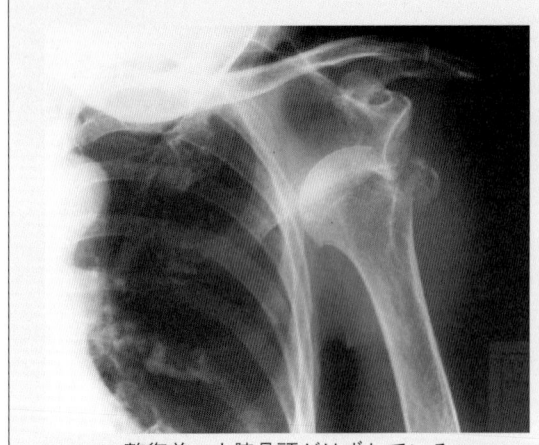

整復前：上腕骨頭がはずれている　　　整復後

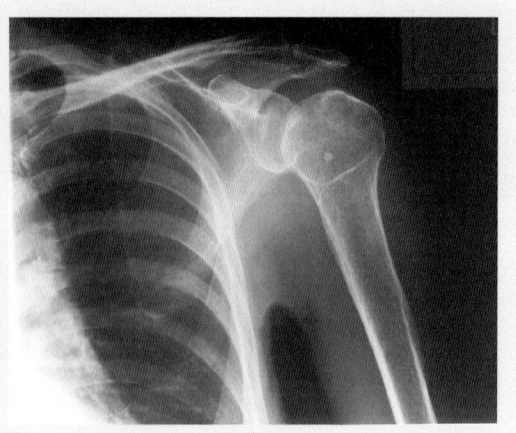

左肩が痛くて挙上ができないというのです。

X線写真を【図73】に示します。左側の写真が受傷直後のものです。骨折はありませんが、肩関節に上腕骨骨頭がなく、肩関節が空虚です。内側に骨頭がずれてしまっている肩関節前方脱臼です。骨折がなかったので、ヒポクラテス法で整復を試みました。

整復後が右の写真で、上腕骨骨頭が肩関節にうまくはまって整復されています。そのあと弾力包帯で8の字固定をして、約2週間で軽快しました。

これら二つの症例が示すように、抗精神病薬が多剤併用で錐体外路症状が強いときは、歩行が不安定となるので転倒のリスクが高くなるのです。

## 抗精神病薬でなぜふらつくのか

ふらつきに関しては、抗精神病薬の中枢性のアドレナリン $\alpha_1$ 受容体の遮断作用と、ヒスタミン $H_1$ 受容体の遮断作用が関連します【図74】。$\alpha_1$ 受容体の遮断は起立性低血圧を誘発し、立ちくらみを起こします。$H_1$ 受容体の遮断も過鎮静からふらつきを起こします。

$\alpha_1$ 遮断作用や $H_1$ 遮断作用はいずれも抗精神病薬の投与初期には注意が払われますが、抗精神病薬を続けていくうちに、慣れにより起立性低血圧を起こす頻度が低下するので、いつのまにか忘れ去られてしまいます。しかし転倒のリスク

は引き続きあるのです。抗精神病薬が増量になるときはさらに注意が必要です。

また、夜間に急にトイレに行こうとして転倒することが多いのは、副交感神経が優位の時間帯だからです。

## 骨密度

同じ転倒という外力が骨にはたらいても、骨折する場合としない場合があります。骨折しやすさには「骨密度」が関連します。

骨密度に影響する因子として、年齢(高年齢)や性別(女性)などの因子があります。日光に当たらない閉鎖的な環境や運動不足も影響します。炭酸飲料の多飲はミネラルの喪失を起こし、骨粗鬆症のリスクの一つとなります。

また、高プロラクチン血症が骨密度低下のリスクといわれています。血中プロラクチンが上昇すると、女性ではエストロゲン、男性ではテストステロンが減少し、骨ミネラルの代謝への悪影響から骨密度の低下が起こるからです。

定型抗精神病薬はプロラクチンの上昇作用が強く、非定型抗精神病薬ではリスペリドン(リスパダール®)の危険性が高く[★31]、いずれも用量が多くなるほどプロラクチン値は上昇します。

ただし、高プロラクチン血症は骨ミネラルの代謝に悪影響を与えることから骨粗鬆症のリスクとはいえるのですが、直接的な骨折との因果関係は証明されていません。

## QOLを著しく下げる骨折を避けたい

転倒による骨折でいちばん多い部位は、大腿骨頸部です。一般的には頸部の内側骨折(転子間骨折)と外側骨折(転子部骨折)の頻度差はあまりないはずですが、私が統合失調症の患者さんで経験した例では、圧倒的に内側骨折が多いのです。受傷機転(転び方)などにも何か共通なものがあるのかもしれませんが、現時点では不明です。

大腿骨頸部の内側骨折が多いため、治療としては人工骨頭置換術が多くなります。手術が終わって再び精神科病院に帰ってきてからは、人工骨頭の脱臼に注意して生活しなければなりませんし、そのことに注意して看護する必要がありま

図74 各受容体遮断による反応

| 受容体 | 遮断による反応 |
|---|---|
| $D_2$ | 抗精神病作用<br>EPS、高プロラクチン血症 |
| $5\text{-}HT_{1A}$ | 抗不安作用、EPS軽減<br>(アゴニストの場合) |
| $5\text{-}HT_{2A}$ | 睡眠の改善、EPS軽減 |
| $\alpha_1$ | 起立性低血圧、過鎮静 |
| $H_1$ | 体重増加、過鎮静 |
| $M_1$ | 便秘、口渇、認知障害 |

色文字で示した部分：症状の改善/副作用の軽減。
黒文字で示した部分：副作用の発現。

★31―高プロラクチン血症と$D_2$遮断
高プロラクチン血症は、抗精神病薬が下垂体漏斗系のドーパミン$D_2$受容体を72％以上遮断することで起こる。定型抗精神病薬では、プロラクチンの上昇は、用量と力価に相関するといわれ、なかには血清プロラクチン濃度を5～10倍上昇させるものもある。非定型抗精神病薬は、比較的プロラクチンの上昇を起こしにくいが、リスペリドンはドーパミン$D_2$受容体への親和性が高く、解離が遅いという特徴から、非定型抗精神病薬のなかではプロラクチンが上昇しやすいタイプといえる。

す(夜間、脱臼予防のまくらを足の間に入れておくのも有効です)。

　このように、手術のあとにも、大腿骨頸部骨折が患者さんのQOLへ及ぼす影響は大きいものがあります。「ふらつかない、そして骨折を起こさないことが第一」という視点から、抗精神病薬の使い方を見直していきたいものです。

# [f…免疫・アレルギー系]

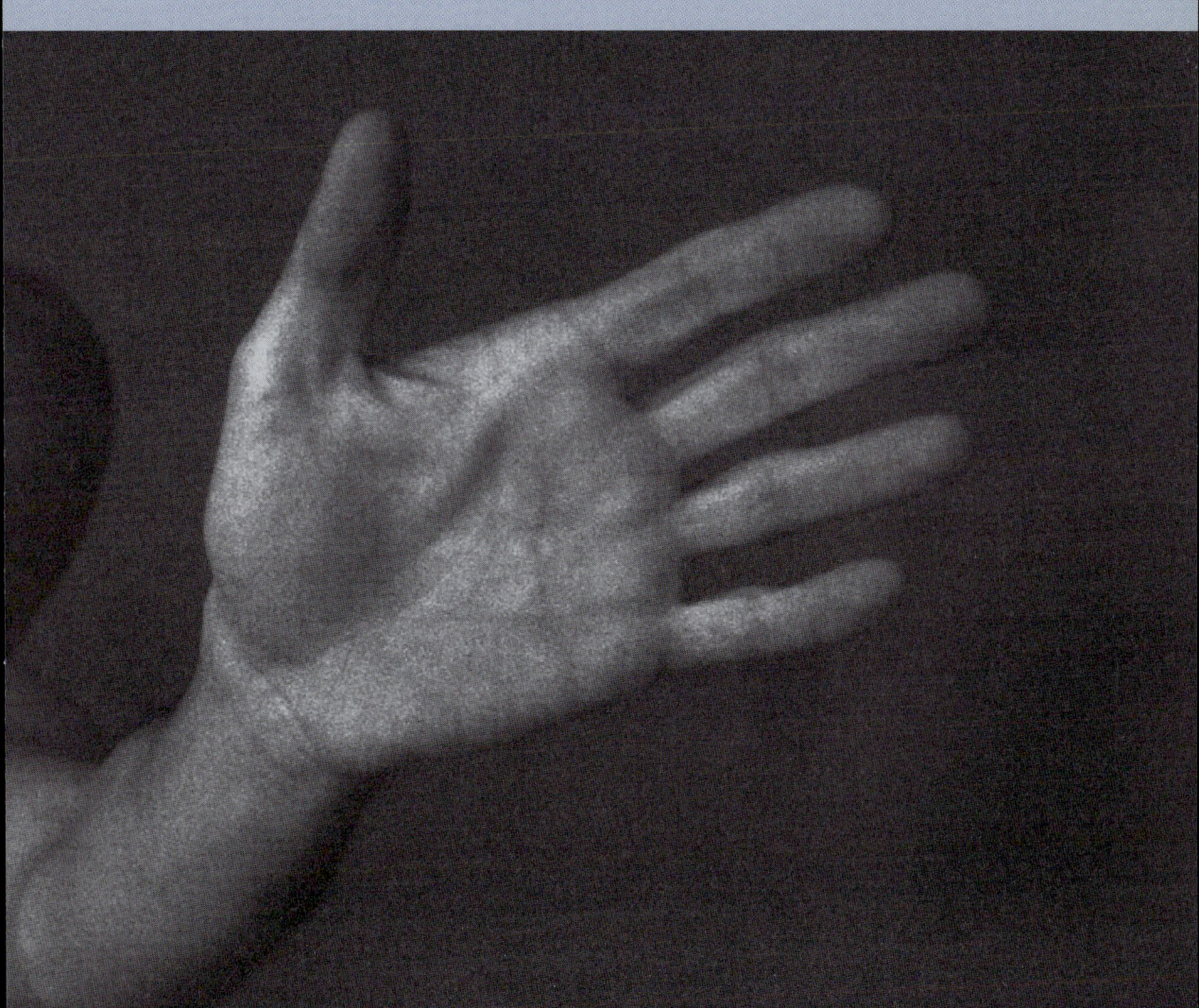

# 皮膚疾患とアレルギー

薬疹や肝障害をみたら、薬物の減量・中止が原則。
多剤併用はアレルギーの原因薬をつきとめにくくする。

**19**

## 統合失調症の患者さんは皮膚の異変が多い

### ● 日光皮膚炎

運動会や戸外でのレクリエーションは、精神科病院に入院している患者さんにとって楽しみの一つです。しかしその後、皮膚の異変に気づくことが多いのではないでしょうか。日光に当たった場所が発赤し、ひどい人は水疱ができているのです。日光皮膚炎です。

抗精神病薬を内服していると、日光皮膚炎が起こりやすくなることを知っておいてください。久しぶりに海に行って、他の患者さんたちは外で食事をしているのに、日光皮膚炎の患者さんだけ車の中で弁当を食べるのもかわいそうですが、予防は長時間日光に当たらないようにすることです。

日光皮膚炎になってしまったら、対処方法としては、「日光に当てない」「冷やす」、そして「ステロイドの外用」になります。

### ● 水虫（足白癬）

統合失調症の患者さんには水虫（足白癬）が多いことにもびっくりします。集団生活だから、自分で清潔にできないから、だけが理由でしょうか。私は、足白癬と足の角化症が多いのは、皮膚細胞の回転（すなわち細胞の入れかわり、新陳

代謝）に問題があるからではないかと想像しています。

　皮膚の細胞の核がなくなり、硬くなり、いずれ脱落していく過程を「角化」といいます。正常でもこの過程を経ているのですが、その速度に問題があるのではないかとにらんでいるのです。つまり、核が死ぬ過程が通常よりも早いのではないかということです。そこに抗精神病薬が関与している可能性があるのですが、これはまだ証明はされていません。

　いずれにしても、あなたの病院で水虫が多いという現状があるのなら、少なくとも風呂場にはマットは使わないほうがよいでしょう。そして、むずかしい部分もありますが、できるだけ毎日入浴や足浴を行ない患者さんの足を清潔にすることです。水虫を発見したら、白癬菌は抗真菌薬に耐性になっていると思われますので、薬を何剤も代えながら根気よく塗って治していくしかありません。

## 多剤併用療法が、原因をつきとめにくくしている

　ところで、抗精神病薬が原因あるいは誘因であろう皮膚疾患は多いと思われますが、現在の精神科薬物療法では困った問題があります。

　通常、「薬が原因と考えられたら、その薬を止める」のが原則です。そして経過をみなければなりません。しかし現在のように、抗精神病薬を多剤併用しているような療法では、果たしてどの薬がその皮膚疾患の原因なのかわかりません。さらに先述した抗パーキンソン病薬のような薬は、急に止めることもできないのです。

　結果として、抗精神病薬の影響を漫然と皮膚に与えたままで、たとえば戸外のレクリエーションなどを行なうと一気に皮膚症状が悪化することになるのです。

　また、たとえ「薬疹」があったとしても、いろいろな抗精神病薬が併用されていると、どの薬剤が原因かわかりにくくなります。薬物相互作用の可能性もあるからです。こうした意味でも、抗精神病薬はシンプルに使用するほうがよいのです。

## 薬へのアレルギー反応としての「薬疹」

　精神科では薬疹が多いことに、みなさんは気づかれている

と思います。薬の使用量が多いことが一つの原因でしょう。

原因薬剤に一度感作され、抗原として認識ができている状態のところに再度同じ薬が投与されたとき、抗原抗体反応を起こして薬疹が出現します[★32]。これは同じ薬に限らず、似た化学構造式の薬でも反応を起こすことがある（これを交差反応といいます）ため、やっかいです。

薬疹は、見た目としてこれが特徴だ、といえるようなものはありません。したがって、変な湿疹を見たら薬疹を疑わなければなりません。

フェノチアジン系抗精神病薬による光線過敏症やSLE（全身性エリテマトーデス）類似の皮膚症状など、抗精神病薬による皮疹は古くから報告されています。重症型の薬疹としてよく知られているものには、Stevens-Johnson症候群（SJS）や中毒性表皮壊死症（toxic epidermal necrolysis；TEN）があります。

先述したように、薬疹がみられたら、原則は薬の減量・中止です。

## 薬疹がみられたら、肝障害と顆粒球減少症を疑うべき

薬疹がみられたときに注意すべきことに、薬物性肝障害があります。これはかなりの症例で認められます。

肝機能の障害を示すAST、ALT[★33]の上昇は、軽微なものも含めるとかなり多くみられます。ですから血液検査を行なう必要があります。

抗精神病薬、あるいはその剤形を保つために使われる化学物質に対するアレルギー反応で起きている場合もあります。稀には重篤な黄疸を示す胆汁うっ滞型の肝障害に至っている場合もあります[長嶺ほか2000a]。

繰り返しますが、薬疹や肝障害が認められたら、薬物の減量・中止が原則です。

さらに抗精神病薬を内服中の患者さんには、軽微な顆粒球減少症（少しだけ白血球が減っている状態）もとても多くみられるので、白血球を測定する必要があります。その機序は完全には解明されていませんが、やはりアレルギーの関与が推定されています。

クロザピン（日本未発売）による無顆粒球症（→p.140）は有名で、その予測因子として好酸球増加[★34]があります。無顆粒球症にも薬物アレルギーの関与が推定されているのです。

★32―薬疹　アレルギー反応の、主に4型（細胞性免疫が関与するもの）であることが多い。

★33―AST、ALT　現場では、GOT、GPTという言葉がよく使われるが、正式名称はAST（aspirate aminotransferase）、ALT（alanine aminotransferase）である。

★34―好酸球の増加　好酸球はアレルギーで増える細胞。好酸球が分泌するサイトカインが、みずからの白血球を攻撃すると考えられている。

## ウイルスの再活性化が関与する薬疹：DIHS

近年、薬を原因とするウイルスの再活性化による薬疹が注目されています。DIHS（drug induced hypersensitivity syndrome）です［図75］。DIHSは軽度のものから、全身症状化もともなう重症薬疹まであります［★35］。

DIHSは、Roujeauらが抗けいれん薬により皮疹や多臓器障害を示す特徴ある病態をhypersensitivity syndromeと報告したことに始まります。

DIHSの特徴を［図76］にあげておきます。DIHSを起こす代表的な薬剤は［図77］に示しました。

まだこの概念がよく知られていないので、今後もDIHSの原因薬剤は増えると思います。私は、オランザピン（ジプレキサ®）による好酸球増加の症例をみたことがあります［長嶺2003b］。この症例はオランザピンに対するアレルギー反応で、

★35―DIHSの機序　原因薬剤の中間代謝産物が薬剤特異的Tリンパ球を活性化し、薬疹と同時にヒトヘルペスウイルス6型（HHV-6）を再活性化させ、全身症状を示すと考えられている。HHV-6は小児の突発性発疹の原因ウイルス。突発性発疹罹患後、ウイルスはリンパ球（CD4陽性T細胞）、マクロファージ、唾液腺などに潜伏している。

図75　DIHS

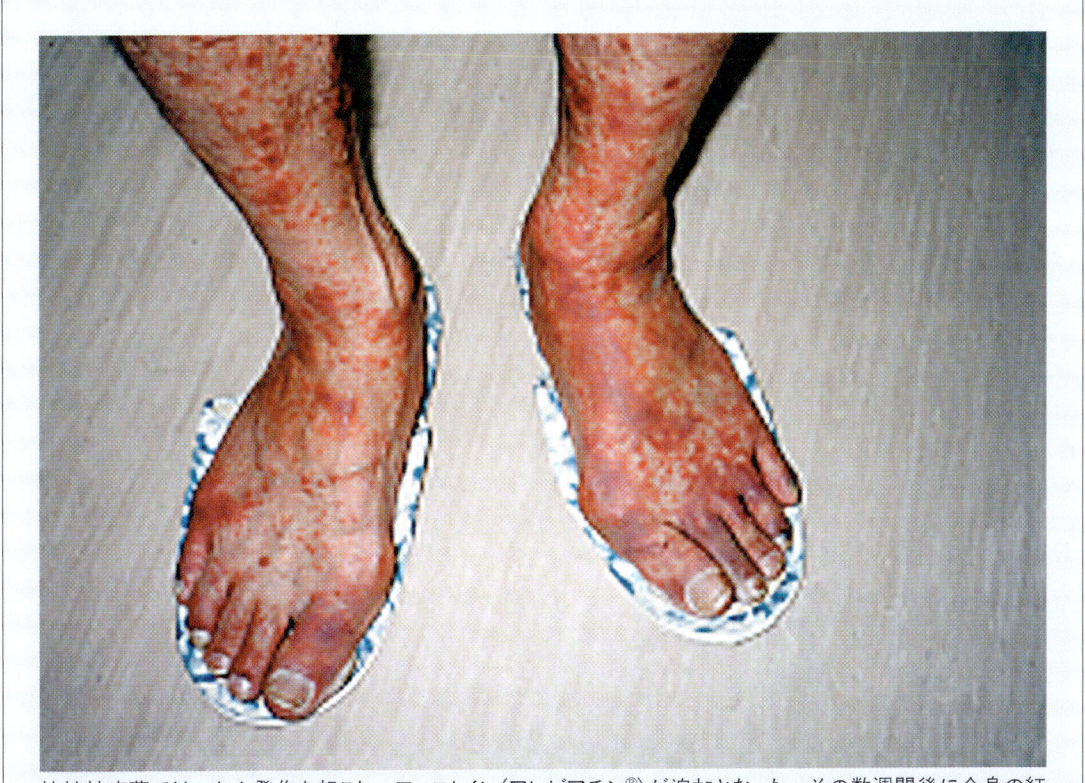

抗精神病薬でけいれん発作を起こし、フェニトイン（アレビアチン®）が追加となった。その数週間後に全身の紅皮症が出現した。HHV-6抗体価の上昇を認め、DIHSと診断した。

図76 DIHSの特徴

❶ 紅斑、多型紅斑、紅皮症などの皮疹。
❷ 全身症状である。高熱、リンパ節腫脹、軽度の肝機能障害など。
❸ 末梢血：好酸球増加、異型リンパ球が出現。
❹ 原因薬開始後2〜6週間後に症状が出現する。
❺ 原因薬中止後も皮疹が増悪することがある。
❻ HHV-6抗体価(IgG)が上昇する。

図77 主なDIHSの原因薬剤

* 抗けいれん薬
  カルバマゼピン、フェニトイン、ゾニサミド、フェノバルビタール
* DDS(diaminodiphenyl sulfone)(皮膚科薬)
* サラゾスルファピリジン(抗炎症薬)
* メキシレチン(抗不整脈薬)
* アロプリノール(高尿酸血症治療薬)
* ミノサイクリン(抗生物質)

★36—DIHSの診断　DIHSと診断するにはヒトヘルペスウイルス6型の再活性化を証明すればいいが、再活性化されるウイルスがヘルペスウイルス以外にもあることがわかったので、これが再活性化されていなくてもDIHSを否定はできなくなった。
ウイルスの再活性化を検査するには、ペア血清でHHV-6 IgG抗体価の上昇を証明するとよく、病期によってはウイルスを直接血液から証明できることもある。HHV-6 DNAをPCR(polymerase chain reaction)で証明する方法である。

ウイルスが再活性化されての薬疹が基礎にある病態と考えられました。

DIHSの原因としていちばん多いのは、なんといっても抗けいれん薬です。抗けいれん薬は統合失調症の治療において気分安定薬として処方されます。だから精神科病院ではDIHSが比較的多いのです。現状では残念ながら単なる薬疹と判断され、DIHSという診断に至っていないと推測されます。

DIHSの皮膚所見の特徴は「紅斑」および「紅皮症」です。原因薬剤投与後2〜6週間して発症するのも通常の薬疹と違う点です。つまり、薬剤投与と発症の間にタイムラグがあることが特徴なのです。さらに原因薬剤を中止してもウイルスが再活性化されているので全身症状がしばらく続きます。

図76に示したこれらの特徴を理解しておくと、DIHSの診断はそうむずかしくないと思います[★36]。

ウイルスの再活性化を起こす薬疹の原因薬剤を調べる方法には、パッチテスト、リンパ球幼若化試験(DLST)があります。DIHSの原因薬剤として多い抗けいれん薬は、DLSTの陽性率が高いので検査を行なう価値がありますが、保険適応がありません。

DIHSは薬疹とはいえウイルスが再活性化されているので、全身症状が続き重篤化することがあります。治療にはステロイドを使用することも考えられますが、薬疹(アレルギー)と同時にウイルスの再活性化(感染)が起こっているので、安易なステロイド投与は疑問です。原因薬剤を中止し、できるだけ経過をみます。最重度の場合に、ステロイドや免疫グロブリンの使用を考えます。私の経験ですが、DIHSの治療および予防にプロバイオティクスが有効であった症例もあります[長嶺2003c]。

精神科で使う薬と皮膚疾患の関係に、もっと着目してほしいと思います。

## 褥瘡は治療も予防も可能

皮膚に対する抗精神病薬の直接的な影響ではないのですが、間接的な影響として「褥瘡」は大きな問題です。過鎮静、身体拘束が非常に大きな危険因子であることはいうまでもありません。抗精神病薬の鎮静作用は、ここでも大きな問題なのです。鎮静(sedation)ではなく静穏(calming)を目指さなければなりません。皮膚疾患としての褥瘡に関して、対策を含めて簡単にふれておきます。

### ■褥瘡は全身病である

褥瘡は単なる皮膚の潰瘍性病変ではありません。皮膚の創(傷)として対処できるものでもありません。心身両面にわたる全身の管理のもとで、その予防・治療を行なうべき病態です。それは以下の三つの理由(褥瘡の原因、治癒過程、合併症)からいえることです。

(1) 褥瘡の原因……褥瘡の原因を単一の因子に求めることは困難です。圧力、剪断応力、低栄養、病的骨突出、ADLなどさまざまな危険因子が複雑にからみあって褥瘡は発生しますから、全身疾患としてとらえる必要があります。

(2) 治癒過程……治癒過程にしても複雑で、二次癒合を基本とし、難治性です。褥瘡の創面でしばしば問題となる壊死組織の存在も、通常の創傷治癒過程をより複雑にしています。栄養状態も治癒過程に影響し、褥瘡は局所だけの問題ではありません。特に精神症状が悪化し食事がとれない時期が続くと、褥瘡は一気に悪化します。

(3) 合併症……褥瘡が単なる皮膚の病変ではすまされない最大の理由は、その多彩な合併症です。褥瘡はまず感染源になります。褥瘡から敗血症、呼吸不全、心不全、腎不全などの多臓器不全に至ることがあります。まさに全身病を視野に入れた治療や予防が必要です。

### ■褥瘡は予防可能だし、治癒できる創である

褥瘡が全身病であるといってしまうと、どこにターゲットをおいてよいかわからない印象を受けますが、逆にいえば全身を視野に入れれば治療も予防も可能であるということでもあります。危険因子を把握し、トータルケアを行なうことで予防可能です。その際、精神科では、過鎮静と拘束が大きな危険因子であることは常に認識しておかなければなりません。過鎮静や身体拘束はなるべくしないことが基本です。

皮膚の難治性潰瘍の代表である褥瘡も、局所の治療環境を整え、トータルケアを行なうことで治療と予防が可能です。さらに創傷治癒過程やスキンケアに関して近年の看護技術の進歩は目を見張るものがあります。ドレッシング材料も豊富になり、褥瘡のステージに合わせて選択できるようになりました。「褥瘡にドライヤー」も「なんでもイソジン消毒」も、もはや過去の遺物です。

褥瘡は日々の全身管理と局所管理を行なえば、治癒可能です。あきらめずに対応しましょう。

### ■工夫の大切さ

褥瘡の治療で何がいちばん大切かと聞かれたら、私の答えは「工夫すること」です。創傷治癒過程はかなり詳しくわかってきました。褥瘡のステージに合わせた治療アルゴリズムも確立されました。マニュアルをつくることも簡単です。しかしそれだけでは褥瘡はなくならないのです。

何が欠けているのでしょうか。それは工夫することです。褥瘡ケアの進歩は柔軟に受け入れつつ、症例ごとに工夫する姿勢です。

無為・自閉的で一日中ベッドに寝ているため除圧が困難な患者さんや精神症状により糞尿を垂れ流し褥瘡の周辺が湿潤したままの患者さんに、マニュアル通りの褥瘡ケアは行なえません。それでは「セルフケア能力が極端に欠けているからスキンケアは無理だ」で終わってしまいます。患者さんが自分の皮膚に少しでも興味を示し、スキンケアに協力してもらえるようにどんな工夫をするか――そこが精神科看護のアートの部分であるはずです。

# 顆粒球減少症

抗精神病薬の繰り返し投与で抗原抗体反応が起こり、顆粒球をみずから壊してしまう。
疑わしい薬剤はすべて使用中止。

## 20

　採血をすると、白血球が少ない統合失調症の患者さんがかなりいることに気づかれると思います。クロザピン（日本未発売）が無顆粒球症を引き起こすことがあることは有名ですが、抗精神病薬が顆粒球を減少させる現象について説明しましょう。

### 「顆粒球減少症」と「無顆粒球症」の違い

　白血球のなかで、細胞につぶつぶ（顆粒）があるものを顆粒球といいます。顆粒球は細菌を貪食する作用があり、生体防御には欠かせません。好中球、好酸球、好塩基球の3種類があり、細胞を染めたときのつぶつぶの色で区別されます。

　「顆粒球減少症」とは、末梢血中の成熟好中球の絶対数が減少した状態のことで、一般には1,500/μL以下の場合をいいます。通常、顆粒球の大部分は好中球が占めるため、好中球減少症という言葉もほぼ同義語として用いられます。

　「無顆粒球症」とは、500/μL以下に好中球が激減した場合に用いられます。好中球の減少によって感染症、特に細菌や真菌感染をきたしやすくなりますが、無顆粒球症ではそのリスクが一段と高くなるのです。

図78　血液の成分

```
・白血球→顆粒球       →好中球    43〜59%
                →好酸球    2〜5%
                →好塩基球  0〜1%
        →単球     3〜6%
        →リンパ球  30〜43%
・赤血球
・血小板
```

## 検査所見で診断

顆粒球減少症は、無症状でたまたま検査でわかる場合と、臨床症状からわかる場合があります。前者は、定期的な検査などで顆粒球が少ないことから診断される場合です。後者は、突如高熱を発し、感染症を起こし、検査すると顆粒球が激減していて診断されます。

血液というのは、【図78】のような成分で構成されています。

顆粒球減少症の検査で特徴的なのは、白血球中の顆粒球のみが減少し、通常、赤血球数と血小板数はほぼ正常であるという点です。バクテリアル・トランスロケーション（→p.051）を起こした敗血症でも同じような検査所見になることがありますが、顆粒球減少症は、はじめに顆粒球が減少して感染を起こしやすくなるのに対して、敗血症では重篤な感染で顆粒球を消費しつくしてしまうために二次的に顆粒球減少が起こるという点に違いがあります。

図78にあるように、通常、白血球の成分のうち顆粒球は60%あまりを占めるのですが、顆粒球減少症では1〜2%程度しかなくなってしまいます[★37]。

★37―顆粒球数の検査　詳しい検査法として骨髄検査がある。骨髄液を採取すると、成熟好中球（桿状核好中球および分葉核好中球）の欠如または著減を認める。検査の時期にもよるが、顆粒球系統の幼若細胞が増加し、急性骨髄性白血病を思わせる像を呈することもある。このような場合、原因薬剤の投与を中止して経過を追跡すると、前骨髄球が数日以内に骨髄球から後骨髄球、そして成熟好中球へと成熟していく過程を追跡できる。なお赤血球のもとである赤芽球と血小板のもとである巨核球には異常を認めない。

## 顆粒球はどこにある？

ところで、顆粒球減少症を理解するには、顆粒球の体内での分布を知っておくとよいでしょう。

顆粒球は骨髄でつくられ、末梢血に供給されます。これは赤血球や血小板と同じです。赤血球と血小板は血管内を循環しながらそれぞれの機能を営むうちに、しだいに老化現象が

進み、ついに寿命が尽きると血液から消えてしまいます。しかし顆粒球は通常、骨髄の大きな貯蔵プールに存在していて、末梢血全体に含まれる顆粒球の10〜20倍の量が貯蔵されています。そして老幼と無関係に、必要に応じてその主要な機能の場である血管外組織へ出ていって、細菌を食べるのです（貪食）。血液検査で測定される顆粒球は、血管内に滞在しているものだけです。平均滞在期間は、実は数時間から10時間くらいと短いのです。

動員された顆粒球の居場所は、血管内を流れる循環プール（circulating pool）と、網内系などの組織である辺縁プール（marginated pool）の二つです［★38］。両者の比率は1：1ですが、通常の血液検査で数えることができるのは循環プールの顆粒球に限られます。

一般的に末梢血における顆粒球減少は、
(1) 骨髄からの供給量減少
(2) 末梢血における滞在時間の短縮
(3) 循環プールから辺縁プールへの移行

のいずれかによって起こります。しかし(3)は、抗精神病薬による顆粒球減少では起こりません。つまり、抗精神病薬による無顆粒球症の発生機序は、顆粒球の(1)供給減少、(2)血管内滞在時間の短縮のいずれか、もしくはこの両者で起こります。

★38―網内系などの辺縁プール　リンパ節、脾の細網細胞およびリンパ洞、脾静脈洞、肝、骨髄、副腎、脳下垂体毛細血管の内皮細胞などがこれに属する。異物貪食能、生体染色陽性などの機能的な同一性を示す間葉系の細胞群を一つの機能系として、1929年にAschoffが提唱した概念。

### 抗精神病薬によるアレルギー反応が考えられる

(1)の「骨髄からの供給量の減少」は、何かの薬剤が、骨髄において顆粒球のもとの細胞をやっつけてしまうために起こります。これはアルキル化薬などの抗がん剤などで起こる機序で、投与量依存性に生じ個体差はあまりみられません。抗精神病薬でも非常に稀ですが、起こることがあります。"毒性"といえば理解しやすいかもしれません。赤血球および血小板の産生も抑制され、汎血球減少症に陥りがちです。

それとは異なり、抗精神病薬を服用する少数、特定の患者さんに、徐々に顆粒球が選択的に減少するということが起こるのです。赤血球や血小板には変化がありません。そのまま投与を継続した場合、顆粒球はさらに減りつづけ無顆粒球症に陥ることがあります。あるいはそのまま感染症易罹患性の危険がないレベルで維持され、なんとなく見過ごされている

患者さんもいます。

　抗精神病薬による顆粒球減少症の正確な機序は不明です。アレルギー反応で、(2)の「血管内の滞在時間短縮」によって起こっていると推測される症例があります。特定の抗精神病薬を間欠的あるいは繰り返し投与すると、末梢血の顆粒球が突如として減少するのです。繰り返し投与で抗原抗体反応(感作)が起こり、免疫学的機序で顆粒球が壊されたと推測されます。

## 対処法

　対処法の基本は「疑わしい薬を中止する」ことです。

　免疫機序にもとづく場合は、同一もしくは化学構造が類似した医薬品を服薬すると、投薬を開始して数時間もすると無顆粒球症に陥ってしまう危険性があります。投与を中止すると、顆粒球は比較的速やかに増加に転じます。

　このような場合は因果関係も推測しやすいのですが、徐々に進行した無顆粒球症の場合は休薬後の回復も遷延する傾向があり、投薬と発症・回復の時間的関係から原因薬剤を特定するのは困難です。

　実際には、顆粒球減少症は複数の医薬品投与中に発症している事例が多く、投薬と発症・回復の時間的関係を照合したとしても原因薬をなかなか一つに絞り込めません[★39]。抗精神病薬による顆粒球減少症を証明するのに信頼性の高い検査法はなく、疑わしい薬はすべて投与を中止するしかありません。

　多剤併用で顆粒球減少症を起こすと、それらの抗精神病薬がすべて使えなくなります。副作用の観点からも多剤併用は問題なのです。

★39─原因薬の特定　原因薬特定のためにリンパ球幼若化試験が行なわれることがあるが、特異度はあっても感度は低い。

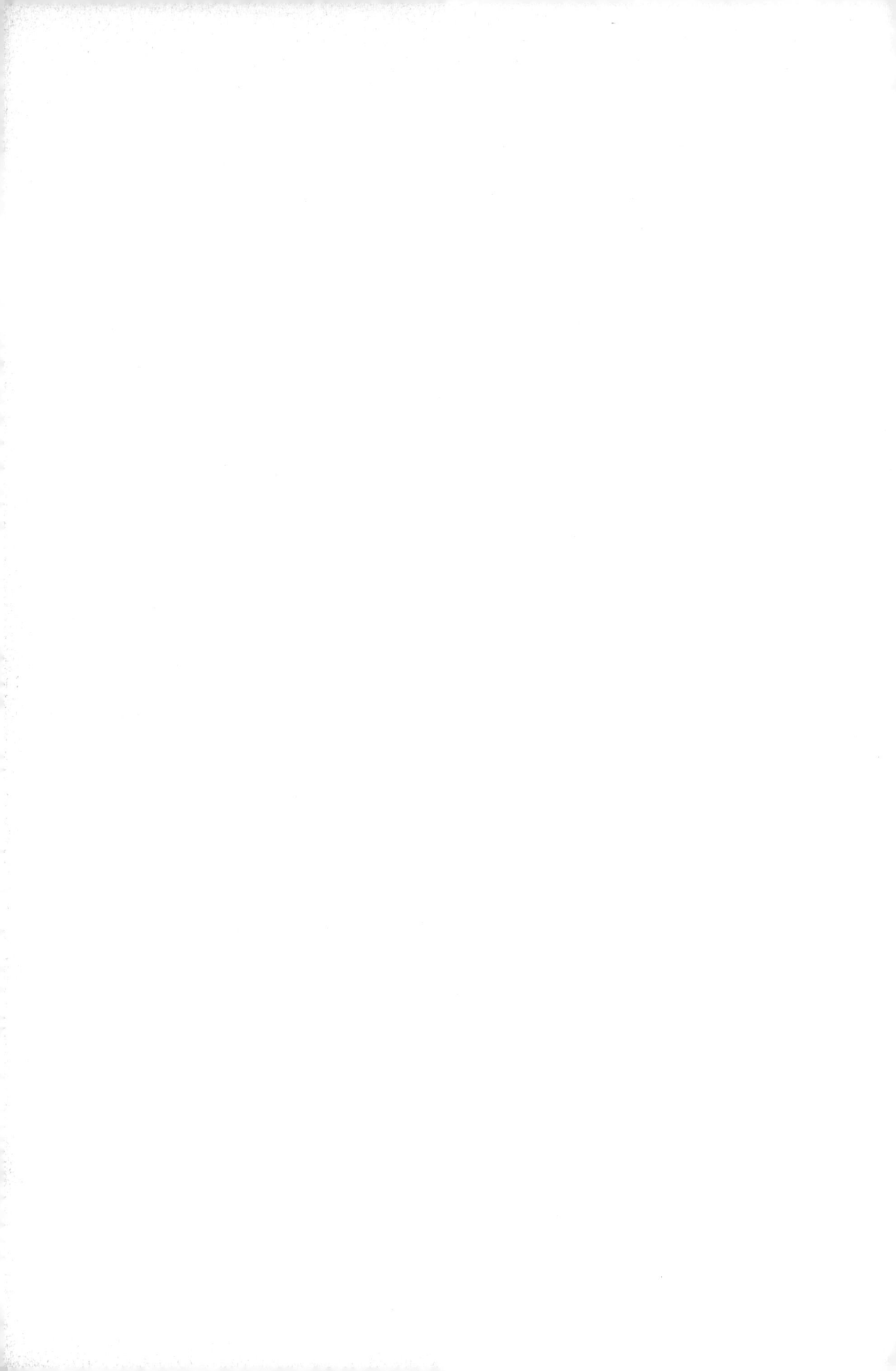

# III.
## 副作用を考えるときに知っておきたいこと

The
Third
Disease

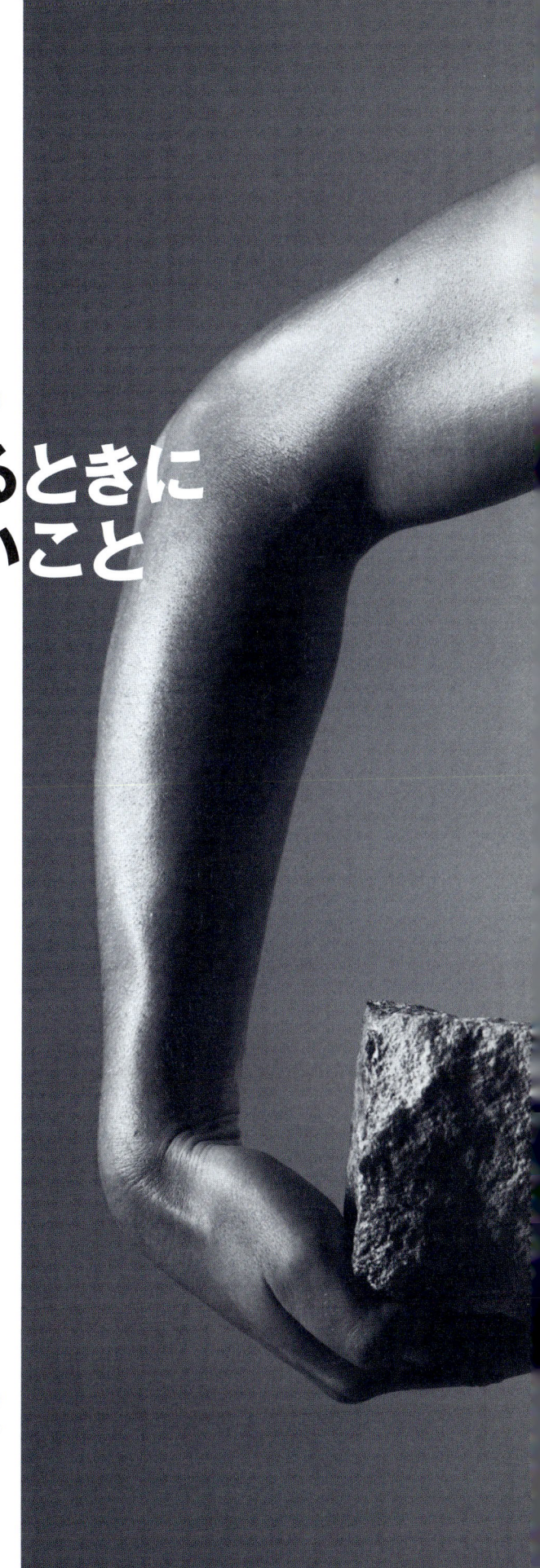

# Lecture

## 多剤併用を避けるために── ガイドラインを上手に利用しよう

　統合失調症の薬物療法で、多剤併用が単剤に比べて有効であるというエビデンスはありません。逆に、多剤併用がもたらすデメリットとしては、次頁の表のようなことがあげられています。

　実際、どの薬が効いているかわからない(❶)し、副作用が出たときにどの薬が問題なのかわかりにくい(❸)のです。多剤併用が身体合併症を起こしやすいことは、麻痺性イレウス(→p.046)や誤嚥性肺炎(→p.034)の項で述べたとおりです。

　では、多剤併用療法にならないためにはどうしたらよいのでしょうか。

### クリニカル・パスとは

　その一つの方法として、クリニカル・パス(clinical pathways)が注目されます。入院後何日目にどんな検査・治療を行ない、いつごろ退院できるのかを疾患ごとに決めた「工程表」です。最近では、各病院の実態を反映した病院独自のクリニカル・パスがつくられるようになりました。

　クリニカル・パスの本来のコンセプトは、潜水艦などをつくるときの煩雑な生産工程を管理する──製品の質を確保しつつ生産に要する日程を最短にする──ために作成されたクリティカル・パス法(critical path)に由来します。

　増えつづける医療費を抑制する目的でいわゆる"まるめ方式"[★40]による医療費支払い方式が導入されていますが、これに対応する手法としてこの方法が注目され、米国では1980年代から医療の現場に応用されたのです。わが国の精神科医療でもその一部は、今後近いうちに、クリニカル・パスが必要とされるような医療費支払い方式に変わると予測されます。

　クリニカル・パスの詳細は成書にゆずるとして、クリニカル・パスという手法のなかで薬物療法を考えるときに役立つのが「治療ガイドライン」です。みなさんも、"治療のアルゴリズム"として、最初にどの薬を使い、その効果をどのくらいの期間で判断し、もし無効なら次はどの薬を使うかなどをフローチャートにまとめたものを見たことがあるかと思います。

### 代表的なガイドライン

　代表的なガイドラインとして、APA Practice Guideline や The Expert Consensus Guideline Series や The Maudsley Prescribing Guidelines などがあります。APA(米国精神医学会)のガイドラインの一部を本書付録につけました(ウェブサイト http://www.psych.org 上でも公開されています)。

　これらのガイドラインの優れたところは、改定が早く定期的で、いつでも最新のエビデンスに沿った治療を知ることができる点です。

　また、いずれのガイドラインも第一選択は非

---

★40─まるめ方式　「出来高払い」に対する「包括払い」の通称。検査・治療にかかった費用を支払うのではなく、保険者が医療機関に支払う金額が疾患(群)ごとに決まっている方式。「検査漬け」をなくし効率のよい診療を後押しすることによって早期退院を目指す、とされる。米国では診療群別定額支払い制度(DRG/PPS: Diagnostic Related Groups / Prospective Payment System)を指す。

| 多剤併用の<br>デメリット | ❶ どの薬が効いたかわからない。<br>❷ 至適投与量がわからない。<br>❸ 副作用が出たとき、どの薬が問題かわかりにくい。<br>❹ 薬物相互作用が起こる可能性がある。<br>❺ 調剤ミス、投薬ミスが起こりやすい。<br>❻ アドヒアランスが低下する。<br>❼ 医療費が増大する。<br>❽ 副作用のため薬物がさらに追加される。<br>❾ 個々の薬物の特徴がわかりにくい。<br>❿ 文献(エビデンス)と照合できない。<br>⓫ 副作用による死亡率が上昇する危険性がある。 |
|---|---|

定型抗精神病薬の単剤治療です。最初から多剤併用を行なうことはありません。また薬物の効果をみる期間にも言及しており、効果が明白でないからといってすぐに次の抗精神病薬を追加することもありません。

## 薬の効果をしっかり評価しよう

諸外国のガイドラインや抗精神病薬のアルゴリズムをみていて感心するのは、エビデンスにもとづき、単純化された薬物療法を行なおうという姿勢です。一つひとつの抗精神病薬の効果をしっかり評価する姿勢も感じます。すぐに薬を追加したり変更するわが国の実情とは大きく異なる印象です。

長い目でみたら、一つの薬剤の効果をしっかり評価することは大切なことなのです。「欧米では治療抵抗性を示す患者にはクロザピンが使えるから」という反論もありますが、それが多剤併用を黙認する根拠にはなりません。

また薬物療法アルゴリズムのフローチャートをみると、電気けいれん療法が有効に使われていることがわかります。電気けいれん療法は精神科治療において必要な手技なのです。

医師の「職人技」によって薬が選択されていると、どうしても多剤併用に傾いてきます。医師の満足度よりも患者さんの満足度を第一に考えるならば、ガイドラインに沿った薬物選択を進めていくべきでしょう。

# 1 主観的副作用にも配慮しよう

## 副作用は目に見えるものだけではない

　序文でも述べましたが、統合失調症の患者さんは三つの病気とたたかっています。第一に統合失調症、第二にスティグマ（偏見）、第三に身体副作用です。身体副作用は、統合失調症の患者さんがたたかわなければならない第三の病気であるという意味で、私は Third Disease と名づけました。

　統合失調症の患者さんを悩ます身体副作用には、振戦や小きざみ歩行などの錐体外路症状、イレウス、肺炎、糖尿病、骨折、肺動脈血栓塞栓症など、数多くあります。臨床の現場では、これらの疾患について熟知し予防方法を考えることが必要です。

　しかし副作用は、医学的に診断された疾患だけでしょうか。抗精神病薬を内服することにより日常的に感じる不快感も、実はりっぱな副作用なのです。つまり便秘、体重増加、口渇、眠気などです。

　目に見える副作用一般を「客観的副作用（objective adverse events；OAE）」と表現すれば、便秘や眠気などの、医療者の目には見えないけれども患者さんが日常で感じている不快感は「主観的副作用（subjective adverse events；SAE）」と表現できます［長嶺 2003d］。

　医師は、目に見える副作用には注意を払いますが、患者さんが訴える主観的副作用には無頓着であることが多いように思います。その意味でも特に精神科看護では、目に見える副作用だけでなく、患者さんが主観的に感じる不快感、すなわち SAE までを視野に入れた対応が求められます。

## 真の治療効果はQOLで判断すべき

　私が行なった副作用とQOLに関する調査をご紹介しましょう。

　外来通院中で、デイケアまたはSST（社会生活技能訓練）に参加している統合失調症患者さんに調査の趣旨を説明し、協力が得られた23名を対象としました。第一に精神科薬物療法により不快に思うことを主観で述べてもらいました。第二にQOLの評価として、WHO-QOL 26 質問紙に記入してもらいました。

　すると患者さんは一人当たり平均3.3個の主観的副作用を訴えていました。頻度が高いのは、「便が出にくい」「のどが渇く」「体重が増えた」「眠い」でした【図79】。WHO-QOL 26 のスコアは平均で2.93でした。一般住民を対象とするとWHO-QOL 26 のスコア平均は3.26になるといわれますから、統合失調症の患者さんのほうが一般住民よりQOLスコアが低い傾向にありました。

　そして「便が出にくい」「のどが渇く」「体重が増えた」「眠い」など、日常の主観的な不快感を多くかかえている患者さんほど、QOLは低下しているという傾向が出ました【図80】。

　客観的にみることができる症状としての副作用だけでなく、日常的な不快感という副作用にも目を向けなければならないことを実感した調査でした。

図79　患者さんの主観的副作用（n＝23、複数回答）

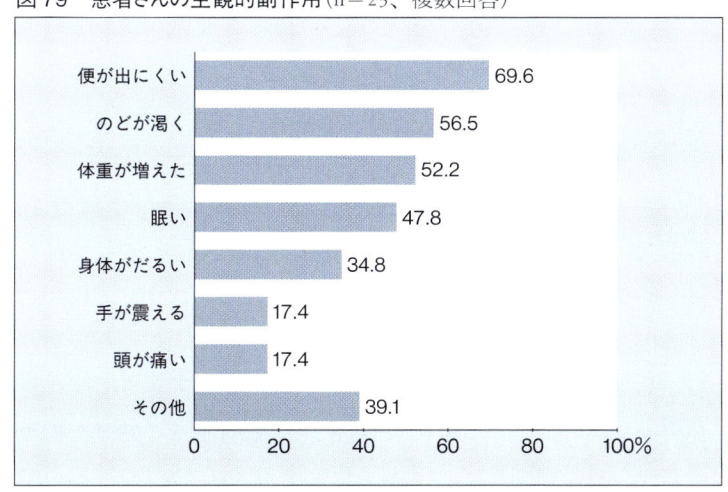

| 項目 | % |
|---|---|
| 便が出にくい | 69.6 |
| のどが渇く | 56.5 |
| 体重が増えた | 52.2 |
| 眠い | 47.8 |
| 身体がだるい | 34.8 |
| 手が震える | 17.4 |
| 頭が痛い | 17.4 |
| その他 | 39.1 |

図80　主観的副作用の数とQOLとの相関

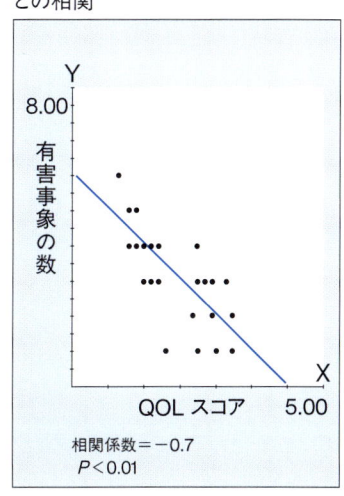

相関係数＝－0.7
$P < 0.01$

### 抗精神病薬とQOL

錐体外路症状やイレウスなどの客観的副作用に関しては、従来薬(第一世代抗精神病薬)より非定型抗精神病薬のほうがリスクが少なく、明らかにメリットがあります。2003年、米国で発表されたエキスパート・コンセンサス・ガイドラインでも、統合失調症治療の第一選択薬は非定型抗精神病薬でした。

では主観的副作用である便秘、体重増加、眠気は、非定型抗精神病薬の種類によって差があるのでしょうか。

わが国ではリスペリドン(リスパダール®)、ペロスピロン(ルーラン®)、オランザピン(ジプレキサ®)、クエチアピン(セロクエル®)の4剤の非定型抗精神病薬が臨床使用されていましたが、このなかでは用量がほぼ同じであれば、主観的副作用に関してはリスペリドンが最もリスクが少ないと考えられています。事実、先ほどのエキスパート・コンセンサス・ガイドラインでは非定型抗精神病薬のなかでも、リスペリドンが第一選択薬であると書かれています。しかしリスペリドンは、これら4剤のなかでは錐体外路症状やプロラクチン上昇を起こしやすい傾向があります。

リスペリドンと並んでエキスパート・コンセンサス・ガイドラインに第一選択薬としてあげられているアリピプラゾール(エビリファイ®)が2006年6月からわが国でも使用できるようになりました。アリピプラゾールは、体重増加がなく、眠気をきたしにくいといわれています。さらにアリピプラゾールはプロラクチン上昇作用がないという点も、今後臨床で期待されます。

### 変革期の精神科薬物療法

残念ながら、いまだわが国の精神科医療では"鎮静(sedation)"を目的として抗精神病薬を使うということが行なわれています。

当たり前のことですが、精神科薬物療法は、幻覚・妄想や陰性症状という"精神症状"をターゲットにすべきです。抗精神病薬は睡眠薬ではありませんし、過鎮静で患者さんのその人らしさを奪う使用方法は、正しい抗精神病薬の使用方法

とはいえません。

　抗精神病薬を不適切に使いつづけると、患者さんの主観的副作用が増大し、QOLが低下し、薬物療法へのアドヒアランス[★41]を低下させてしまうのです。

　精神科医療はまさに変革期です。精神分裂病の名称は「統合失調症」と変更され、いわれのない差別から解放される時代がやってきました。精神科薬物療法にしても、従来の抗精神病薬(第一世代抗精神病薬)を多剤併用で使い、患者さんが錐体外路症状で苦しむ時代は終わり、できるだけ副作用の少ない非定型抗精神病薬を単剤で使う治療が推奨される時代となったのです。

　読者のみなさん、患者さんのQOLを念頭におきながら、新しい時代の薬物療法の道を一緒に進んでいきましょう。

★41—アドヒアランス　みずからの決定に従って治療・服薬しようとする姿勢のこと(次項参照)。

# 2 「みずから飲む」薬になるために

## コンプライアンスが重要な精神科

　コンプライアンス(compliance)という言葉は、いまや古い用語になりつつあります。元来、コンプライアンスとは、「他人の依頼(命令)に従うこと」です。すなわち要求や命令への応諾や追従を意味する言葉です。

　コンプライアンスは権威的なニュアンスをもつので、現在ではアドヒアランス(adherence)という用語のほうが一般化してきました。アドヒアランスは、患者さん本人が病気や治療を受け入れて「みずからが納得して服薬する」という意味です。この項においてコンプライアンスとアドヒアランスという用語は、そのように使い分けていると考えてください。

　さて、一般に急性疾患では自覚症状が強く、症状や痛みがあり、不安を引き起こし、患者さんはそれらを早く取り除きたいと思っています。治療期間も短いので、患者さん自身に服薬行動に対する強力な動機づけが維持されています。

　しかし精神疾患をはじめ多くの病は慢性疾患へと移行していきます。変化に富む症状が少なくなると、患者さんに薬を飲みつづける動機が薄れてきます。そのとき患者さん自身に「薬を飲みたくない」、あるいは「飲まないほうがよい」という気持ちが芽生えたら、とたんに服薬コンプライアンスは落ちていきます。その結果、再発に至る患者さんを、みなさんは数多く目にしているのではないでしょうか。

　あらためていうまでもなく、精神疾患において「服薬」や「生活習慣の改善」などを含めた自己管理は、治療の中心的課題です。その遵守率、すなわちコンプライアンスが治療の成功に欠かせない要素となるのです。

## 薬の量と回数が多ければコンプライアンスは悪くなる

　統合失調症の患者さんに服薬コンプライアンスの調査をしてみました。

　この調査において、「コンプライアンスが良好」というのは「医師が患者さんの病態に必要であると考え、処方した薬（抗精神病薬）を、ほぼ指示どおりに遵守し内服している場合」と定義しました。「ほぼ」とは「80％」としました。少し古いデータですが、急性疾患でも医師の指示どおりに服薬するのはせいぜい80％といわれているからです［日本保健医療行動科学会 1986］。そして指示の80％未満しか遵守できていない場合を「ノンコンプライアンス」と定義しました。

　この服薬コンプライアンス調査は、外来で加療中の慢性期の統合失調症患者さんで、3週間以上抗精神病薬の変更がなく、精神症状が落ち着いている患者さんのうち、調査に協力の得られた25名を対象に行ないました。調査期間は4週間としました。

　残念ながら服薬コンプライアンスの調査方法には、厳密な基準(gold standard)がありません。外国では薬のビンを開けたら自動的にカウントし記憶する装置(Medication Event Monitoring System；MEMS®)があるそうですが、私はそこまで大掛かりではなく、実に簡単な方法で調査してみました。

　4週間にわたり医師の指示どおり内服できたかどうか、患者さんに毎日○×を記入してもらうのです。もちろんこうした調査自体（すなわち服薬コンプライアンスを自分でチェックすること自体）、ある意味、服薬の動機づけとなり、服薬コンプライアンスを上げる要因になります。そういうバイアスがあることを前提にした調査です。

　結果をみてみましょう。

　服薬コンプライアンスを上昇させるような調査であるにもかかわらず、医師の指示どおり内服できた（○印が80％以上ある）患者さんは25名中13名と、約半分に過ぎませんでした。つまり「約半数の12名はノンコンプライアンス」という結果でした。抗精神病薬のコンプライアンスに関するある別の有名な調査でも、コンプライアンスが良好なのは平均で58％と出ており［Cramer et al. 1998］、今回の調査結果と一致します。

図81 服薬コンプライアンス調査の結果

|  | コンプライアンス群 | ノンコンプライアンス群 |
|---|---|---|
| 年齢 | 43.1±12.4 | 40.3±15.8 |
| 性別 | 男性6：女性7 | 男性5：女性7 |
| クロルプロマジン換算量 | 766±258 mg | 1,249±452 mg ※ |

※ $P<0.01$

【図81】に示すように、コンプライアンス群とノンコンプライアンス群を見比べてみると、「抗精神病薬のクロルプロマジン換算量」の点で、両者は統計学的に有意差がありました。これは抗精神病薬のクロルプロマジン換算量が多いと、ノンコンプライアンスになりやすいことを示しています。

当たり前かもしれません。クロルプロマジン換算量が多いということは、服薬回数も多くなります。つまり《服薬方法》が複雑であれば、それを実行する確率は低くなるという理屈でしょう。

服薬回数に関するDiazらの調査[Diaz 2004]では、内服が1日1回だった場合に、服薬コンプライアンスがもっともよいというデータもあります。

## ノンコンプライアンスになる四つの因子

次に「どうして薬（抗精神病薬）を飲まなかったのか」を、ノンコンプライアンス群の一人ひとりに聞き取り調査をしました。それらを列挙するととてもおもしろいのですが、それでは単なる記述研究で終わりますので、【図82】に類型としてまとめてみました。

調査結果を分析すると、四つの大きな因子、すなわち《患者側の因子》《医師の態度》《服薬方法》《環境因子》と、それぞれの因子の下位領域（サブ因子）に分類できました。

まず、《患者側の因子》についてみてみましょう【図83】。ただここで一つだけ注意しておきたいのは、患者さんの見解に正しいとか間違っているという判断はなるべくしないでいただきたいのです。「患者さんはそういう見方（考え方）である」というふうに単純に思ってください。それがこのような調査の基本的な視座で、患者文化の尊重ということです。

さて、《患者側の因子》のサブ因子として、次の四つがあがりました。

図82 ノンコンプライアンスの因子

- 患者側の因子（服薬態度形成や動機づけ）
- 医師の態度（共感不足や曖昧な態度）
- 服薬方法
- 環境因子（重要他者、インターネットなど）

図83　患者側の因子

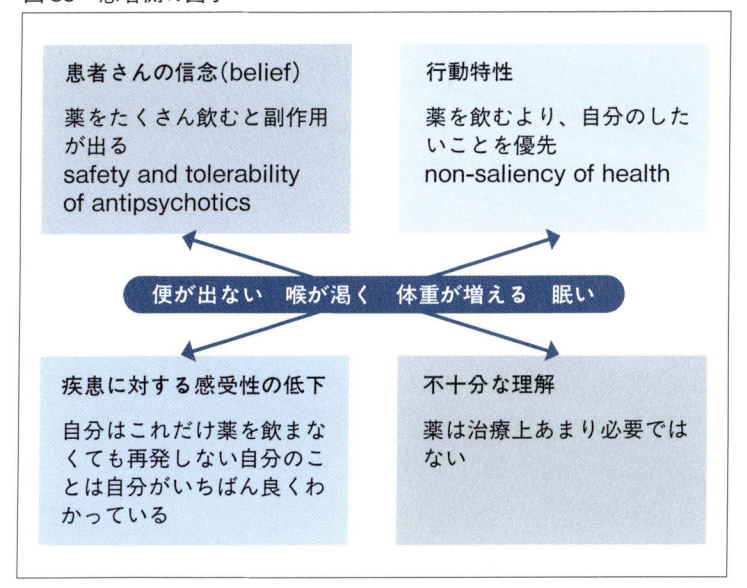

**患者さんの信念（belief）**
薬をたくさん飲むと副作用が出る
safety and tolerability of antipsychotics

**行動特性**
薬を飲むより、自分のしたいことを優先
non-saliency of health

便が出ない　喉が渇く　体重が増える　眠い

**疾患に対する感受性の低下**
自分はこれだけ薬を飲まなくても再発しない自分のことは自分がいちばん良くわかっている

**不十分な理解**
薬は治療上あまり必要ではない

(1) 患者さんの信念に関するもの（「薬をたくさん飲むと副作用が出る」）
(2) 疾患に対する感受性の低下（「自分はこれだけ薬を飲まなくても再発しない」「自分のことは自分がいちばんよくわかっている」）
(3) 行動特性（「薬を飲むより自分のしたいことを優先する」）
(4) 不十分な理解（「薬は治療上あまり必要ではない」）

このなかでいちばん多かったのは、「薬を飲むと、または飲みつづけると副作用が出る」という信念でした。そして実際に患者さんが副作用として圧倒的に多くあげていたのは、「便が出ない、のどが渇く、体重が増える、眠い」でした。

つまり、コンプライアンスをよくするためには、抗精神病薬の「忍容性」（副作用が少ない、あるいは不快感などが許容できる範囲であること；safety and tolerability）が大切であることがわかります。身体的な不快感（主観的副作用）が、《患者側の因子》に大きな影響を与えていたからです。

コンプライアンスに《医師の態度》が影響しているという指摘は意外に少なかったのですが、耳が痛い話として「親身でない」「わかってくれない」「曖昧な指示で自信がなさそう」という回答がありました。医師の態度に不信感を抱くときは、患者さんは医師の指示どおりに薬を飲まないものです。共感されていると思えない、あるいは一律性を欠いた（根拠の薄そうな）曖昧な態度はノンコンプライアンスを生む

ようです。

次に《環境因子》について考えてみましょう。《環境因子》には、二つの大きなサブ因子がありました。

一つは医師以外の重要他者(significant others)の意見です。患者さんが信頼する、あるいは頼りにしている家族や友人などの意見は、コンプライアンスに影響します。「そんなに薬は飲まないほうがいいと友人が言うので」という回答がありました。また最近の特徴でしょうが、まだ数は少ないのですが、インターネットによる情報収集があげられます。「ネットで調べたらこの薬は糖尿病になると書いてあったので自分で調整して半分にしている」という回答がありました。

もう一つのサブ因子は、単純に物理的な環境によるものです。「作業に行く日は昼の薬を飲み忘れる」というような、物理的な環境です。以上が私の得た記述的なデータです。

ちなみに先行研究では、向精神薬のコンプライアンスに関して三つの因子がいわれています[Masand 2003]。《治療者側の因子》《患者側の因子》《薬の因子》です。《治療者側の因子》では、コミュニケーション不足や不適切な薬物療法があります。《患者側の因子》では、薬に対する嫌悪感や偏見、症状軽快感の不足、症状はすでに消失したという早すぎる結論づけ、病識の欠如、ソーシャルサポートの不足、医療費があります。《薬の因子》は、副作用、効果発現が遅い、随伴症状に対する効果の欠如があります。

## コンプライアンスがよい理由をさぐってみると

コンプライアンス群についても、数名ですが服薬がどうしてよくできたかを尋ねてみました。私は、「統合失調症の薬物療法を理解しているから」、つまり心理教育や服薬指導が行き届いているから服薬コンプライアンスがよいのではないかと想像し、期待していました[★42]。

もちろんそういうケースもありましたが、「知識はないけれど服薬コンプライアンスがよい」というケースもあったのです。

それは、抗精神病薬や統合失調症の治療における薬物療法については、無関心というかほとんど理解していない方々でした。彼らの服薬コンプライアンスを支えていたのは、「よい患者は、先生の言うとおりにすべきである」という考え

★42─コンプライアンスを上げる方法
Dolderらによれば、教育的(educational)、行動的(behavioral)、感情的(affective)な三つのアプローチを複合して行なうと、服薬コンプライアンスはよくなり、ひいては二次的に入院の減少、社会機能の改善、病識欠如の改善が望めるという[Dolder et al. 2003]。

だったのです。

　これは"クラウゼンのポリオ"と同じです。クラウゼンのポリオとは——1954年というかなり古い文献ですが——、「低所得世帯の母親は、その多くがポリオについて無知であったにもかかわらず、ポリオワクチンの接種率が非常に高かった」という逆説的な事実を分析した論文のことです[Clausen et al. 1954]。

　なぜそのようなことが起こったのでしょうか。それは、母親たちが、「よい母親なら、そのようなワクチンを受けに行くべきだと期待されている」と信じていたからでした。つまり母親がポリオワクチンについて知識があるからかと思って調査したところ、そうではなくて、ポリオや予防接種に関する知識はまったくないけれど、「よい母親はポリオかなんだか知らないけれど、そこへ連れて行くべきだ」という規範(health norm model)ができていたのです。

　私たちは特定の状況においてどのような行動をとることが期待されているのかを、心のなかで知っています。この規範から逸脱すると、人の失笑をかったり、陰口をたたかれたり、怒られたり、さまざまな制裁を受けます。また制裁を受けなくとも、規範に逸脱するとよくない、悪い、恥ずかしいという「罪の意識」「恥の意識」というような感情が出てきます。この感情を避けるためにも、社会的に期待されている行動をとろうとするわけです。

　ですから、これは「服薬コンプライアンス自体はうまくいってはいるが、抗精神病薬に関する知識が増加してはいない」という、ある意味で皮肉なケースです。このような、「よい患者は○○すべきだ」という規範によって行動を決めている人が、統合失調症の患者さんにはけっこう多い印象です。やさしい、気遣いをする患者さんです。医師が望むであろう行動を規範にしているのです。

　しかしこれでは「コンプライアンスはよく」ても、「アドヒアランスがよい」とはいえませんね。薬を飲むことを求められているから飲む(つまり医師のために飲む)のではなく、患者さんが自分で飲む意味と必要性を理解して、治療における協同的パートナーという立場で、あくまで自発的に飲むことを目指していかなければならないと思います。

### アドヒアランスからコラボレーションへ

服薬コンプライアンスに影響を与える因子をあげてみると、【図84】のようになるでしょう。

いちばん大きいのが、「抗精神病薬の忍容性」の問題です。具体的には、体重増加や糖尿病への恐れや心配があるから薬を飲まない、あるいは眠くなったりだるくなったりする(薬剤性の過鎮静)ことを嫌って抗精神病薬を自分で加減している実態も見受けられました。

また、「患者さんの信念」も服薬コンプライアンスに関係します。患者さんの信念には、重要他者の意見やインターネットからの情報、そして医師の態度が影響していました。不適切な信念(薬を飲むと、あるいは飲みつづけると副作用が出る)をもっていると、処方から服用までの流れは途絶えてしまいます。

それを是正するためには、抗精神病薬の知識を正しく伝えていくことが大切なのですが、それには患者さんにそれを理解する認知機能が保持されていなければなりません。だからこそ、認知機能を損なわない抗精神病薬の使い方をしなければならないのです。抗パーキンソン病薬は認知機能を低下させますから、抗パーキンソン病薬が必要な、すなわち錐体外

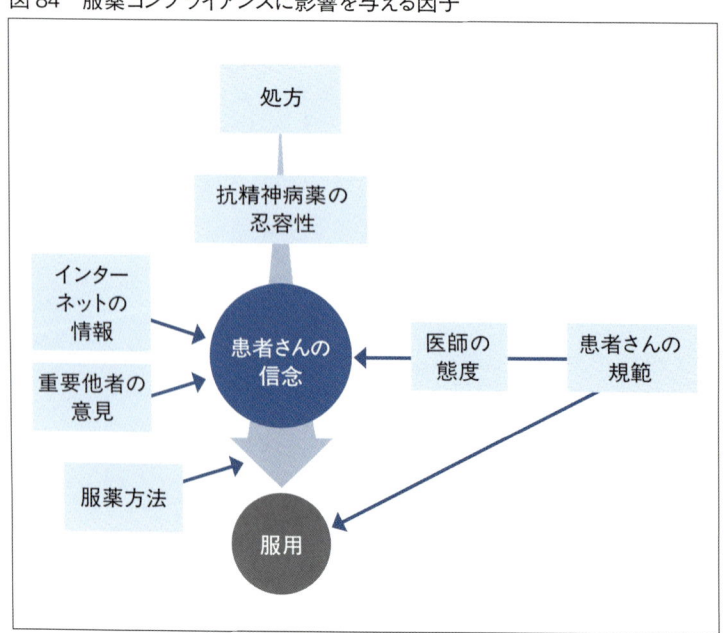

図84 服薬コンプライアンスに影響を与える因子

路症状が出現するような抗精神病薬の使い方自体がよくないといえます。

　現在、服薬行動については、患者さんの自主性を重んじること、つまり「コンプライアンスからアドヒアランスへ」という流れが主流になりつつあります。さらに医療従事者と患者さんが「ともに歩む」という意味で、「コラボレーション(協同)へ」という流れが加速されてくるでしょう。行動変容を中心にしたこの流れを進めるためには、抗精神病薬による副作用をなくしていかなければならないと感じています。

# 3 ドーパミン仮説とサリエンス

### ドーパミン仮説とは

　コカインやアンフェタミンなどの麻薬は、幻覚・妄想を引き起こすことが知られています。それは統合失調症でみられる幻覚・妄想とほとんど区別がつきません。コカインやアンフェタミンの薬理作用はドーパミンの放出を促すことですから、ドーパミンの過剰と統合失調症の精神症状は間違いなく関連しています。

　Seemanらの有名な研究結果に、「臨床的に用いられる抗精神病薬の量と、そのときのドーパミン受容体遮断作用は相関する」というものがあります【図85左】。すべての抗精神病薬はドーパミン$D_2$受容体遮断作用がある（"Every antipsychotics blocks $D_2$"）といわれるように、ドーパミン受容体遮断が抗精神病薬の薬理作用なのです。

　KapurらはPETを用いた研究で、抗精神病薬でドーパミン受容体を65％以上遮断すると治療効果として抗精神病作用があらわれ、78％以上遮断すると、副作用である錐体外路症状が出現することを示しました【図85右】。ドーパミンを適度に遮断することで抗精神病作用が得られるのですから、統合失調症の病態は、「ドーパミンの過剰放出」【図85下】が推測されるのです。

### 発病前の変化

　統合失調症の幻覚・妄想など急性期の治療は、非定型抗精神病薬の登場で飛躍的に進歩しました。しかしある日突然、統合失調症を発病するのではなく、幻覚・妄想に至るまでに、緩徐なプロセスがあることもわかってきました。

　発病前の病態に関する研究によると、発病前の時期に多く

図85 ドーパミン仮説

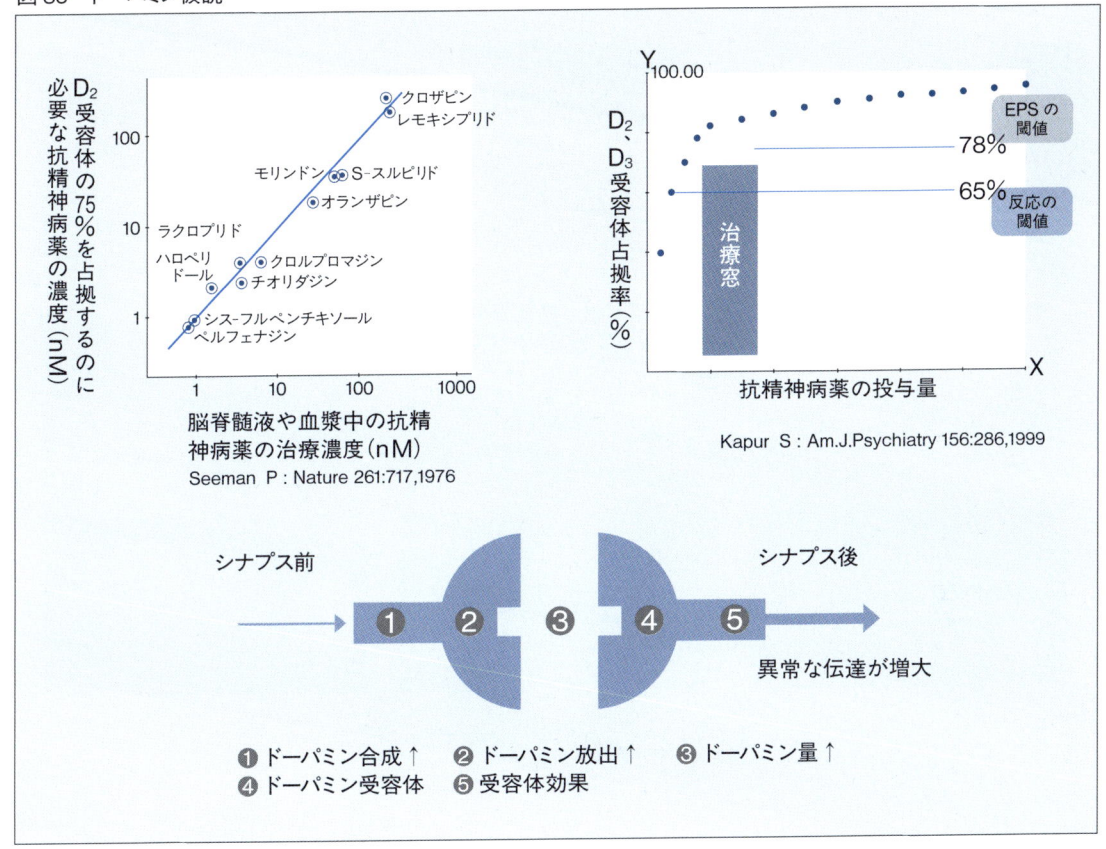

の患者さんは、「環境の何かが変化しはじめた」と感じるといいます。以前は気づかなかったことに気づいたり、以前は意味を感じなかったことに意味を見出すようになるのです【図86左】。

たとえば、患者さんが交番の前を通ったとき、以前は警察官の視線は気にならなかったのに、「最近、警察官は私を執拗に見ている」と感じるようになります。警察官はその人（発病前の患者さん）を、雑踏のなかの一人としてしか見ていないはずなのに、です。これはまわりからみると奇妙で、変なこだわりにみえますが、この時期はまだ話をつくったり行動に出ることがないので、周囲から病的ととらえられることはありません。

非常に軽度の認知障害、陰性症状、対人関係障害、奇異な信念など発病前の些細な変化は、いまもっとも注目されています。認知における否定的奇異状態（state of cognitive negative oddness）といわれます。

この変化が脳内のどのような生化学的変化にもとづくのか

3 ドーパミン仮説とサリエンス　　161

図86 ドーパミンと臨床症状

❶ 緩徐なプロセス
❷ ドーパミン放出は症状と関係する（コカイン、アンフェタミン）

| 発病前の症状 | 発病 | 治療 |
|---|---|---|
| ●「環境の何かが変化しはじめた」と患者は言う。<br>● 以前は気づかなかったことに気づいたり、以前は意味を見出せなかったものにこだわる。<br>● 数少ないイベントに気づき、深く考える。 | ● 話を作り出したとき、精神疾患になる。<br>● 妄想とは、患者が異常なドーパミンに課す認知的図式である。 | ● 抗精神病薬でドーパミンを遮断すると、すでに発症している症状のサリエンスが目立たなくなる。動機的重要性の低下である。<br>●「もうあまり気にならない」とは言うが、「妄想がなくなった」とは言わない。 |
| 認知障害<br>陰性症状<br>対人関係障害<br>奇異な信念 | ドーパミンの調節不全が重なる | ドーパミンの適度な抑制 |

はまったくわかっていませんが、この状態にドーパミンの調節障害が加わると幻覚・妄想に発展すると考えられています。発病前に軽度の認知障害があり、そこにドーパミンの調節障害が加わり、ドーパミンの異常な放出が起こると統合失調症が発病するのです。

## ドーパミンは何をするのか

　ドーパミンの過剰放出が統合失調症の症状をつくるとしても、そもそも脳内でドーパミンは何をしているのでしょうか。神経伝達物質であることはわかりますが、どのような情報を伝えているのでしょうか。つまり「中脳辺縁系でのドーパミンの機能的役割は何か？」ということです。この領域もドーパミンと行動の研究により、かなり詳しくわかってきました。
　ドーパミンの役割を考えるとき、
（1）ドーパミンはどういうときに放出されるのか？
（2）放出されたドーパミンはいったい何を可能にするのか？
という二つのことを考えなければなりません。

(1)からみてみましょう。ドーパミンは新しい報酬(novel reward)がもたらされると放出されます。宝くじがあたれば、非常に多くのドーパミンが放出されるでしょう。もちろんよいことばかりではなく、悪いことでも放出されます。そういう意味では、新しい変化(novel alteration)が放出の引き金になります。急に見知らぬ犬があなたに向かって吠えたら、やはりあなたの脳内にはドーパミンが放出されます。

　では、(2)放出されたドーパミンは何を可能にするのでしょうか。放出されたドーパミンは、新しい変化を理解しようと学習を可能にし、行動を起こすことを可能にするのです。あの売り場で買った宝くじが当たったのだから「宝くじはあそこで買うべきだ」と考え、実際再び宝くじを買うかもしれません。あの犬は鎖につながれてはいるが突然吠えるので「この道はなるべく避けよう」と思い、別の道を通るかもしれません。

　つまり、ドーパミンは新しい変化で放出され、学習(想起)を可能にし、行動を可能にするのです。

## 際立って高い「山」をサリエンスといいます

　ではドーパミンが放出される新しい変化とは何でしょうか。

　新しい変化ですから、ふだんよりは数段目立つことが必要です。[図87]を見てください。いくつかの山があるなかで、いちばん高い山の峰が目立ちます。これを「サリエンス」(salience；突起)といいます。見た目に目立つので「認知的サリエンス」といいます。

　しかし見た目にただ高いだけではドーパミンは出ません。Kapurは、その人にとって行動のもとになる高い山のことを「動機的サリエンス」といいました。行動の動機となる、まわりより際立っている山です。町を歩いていて、偶然、自分の好きな芸能人とすれ違ったとしたら、きっとたくさんのドーパミンが放出されるでしょう。この場合、芸能人は動機的サリエンスとなりえるのです。

　イメージとしてドーパミンの放出がわかりましたでしょうか。Kapurの表現を借りれば、「ドーパミンは動機的サリエンスを媒介する化学物質」ということになります。

図87　ドーパミンの機能的役割

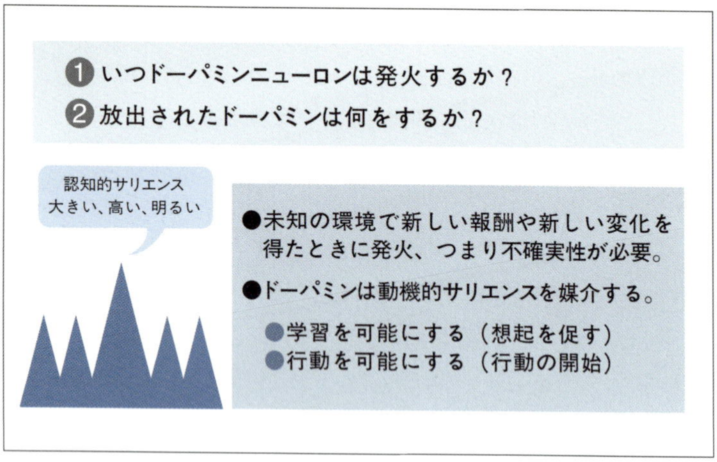

❶ いつドーパミンニューロンは発火するか？
❷ 放出されたドーパミンは何をするか？

認知的サリエンス
大きい、高い、明るい

● 未知の環境で新しい報酬や新しい変化を得たときに発火、つまり不確実性が必要。
● ドーパミンは動機的サリエンスを媒介する。
　● 学習を可能にする（想起を促す）
　● 行動を可能にする（行動の開始）

## 妄想とは

　話を戻して、統合失調症を発病する直前の人のことを考えてみましょう。
　どうも警察官が私を執拗に見ていると感じています。警察官に対する「山」が高くなっているのです。この人にとって警察官は動機的サリエンスになっていますので、警察に関連するものを見るとドーパミンが異常に放出されます。
　すると今度は、放出されたドーパミンによって、「なぜ警察官が私を見るのか」と執拗に考えます。些細なことが思考の連関をつくるわけです。「警察は私を監視している」「警察は私の心を操作しようとしている」と思うようになるのです。もはやドーパミンの調節不全が完成されてしまいました【図86 中】。
　そこで警察官がその人に声でもかけたら、一気にドーパミンが放出され、「警官は私を捕まえようとしている、だから走って逃げよう」と行動に出るかもしれません。Kapur は、「妄想とは患者が異常なドーパミン放出に課す認知的図式である」と表現しました。

## 治療とは

　ドーパミンの異常な放出が、奇異な認知の連関を形成し、奇異な行動を起こします。すると発病前の人は周囲からもはや患者として認識され、病院に連れてこられます。そこで抗

精神病薬による治療が始まります。治療が成功して適度にドーパミンが抑えられると、幻覚・妄想は軽減します[図86右]。

このとき患者さんは「妄想はなくなりました。警察が私を見張るはずがありません。私はなんて馬鹿なことを言っていたのでしょう」とはけっして言いません。これが重要なポイントです。「警察は私を監視しているけれど、それはあまり気にならない」とか「警察官が私を注視している時間が少なくなった」と言います。つまり警察に対する「山」が低くなっただけで、完全にはなくなりません。抗精神病薬によりドーパミン受容体を適切に遮断すると、すでに発症している症状のサリエンスを目立たなくさせるのです。動機的重要性の低下です。

ですから妄想を完全になくすことが抗精神病薬の役割ではないのです。サリエンスを低くすることが治療なのです。サリエンスが低くなり、妄想があまり気にならなくなったときこそが、いよいよ心理教育の出番です。患者さんが自分の心に向き合い、曲折した思考の連関を断ち切るのです。認知行動療法(cognitive behavioral therapy；CBT)や社会生活技能訓練(social skills training；SST)が重要になるわけです。

これらの地道な作業を通して、不適切な学習の棄却(un-learning)や新たな学習(new learning)が行なわれ、妄想は消えていくのです。

## ドーパミンを抑えすぎると

大量の抗精神病薬によりすべての山を平らにしてしまうと、まったくサリエンスがなくなります。日常の生活で、驚き、感動することができなくなります。ドーパミンを抑えすぎると、「妄想に関連する山(サリエンス)」だけでなく、感動し、学習する「正常の山(サリエンス)」もなくなります。つまり認知機能、学習機能が低下します。

ですから理想をいえば、非定型抗精神病薬でドーパミンを適度に抑え(ドーパミン調節不全をコントロールする)、あとは心理教育や認知行動療法で、新たな学習をすることが大切であるといえます。

このようにドーパミン仮説は、統合失調症の症状をサリエンスという概念から説明できます。

## 学問の壁を取り払いたい

『バカの壁』という本がベストセラーになりました。壁はどこにでもあります。壁があると、コミュニケーションしにくいのです。精神医学のなかを見てみますと、医学の一分野として科学的なデータがかなり出てきました。ドーパミン受容体や脳内の神経伝達物質の機能もわかってきました。脳科学をもとに治療が組み立てられます。脳科学からみた統合失調症治療は、適度にドーパミンを抑えることです。

その一方で、精神症状を記述する学問が進歩しました。操作的な記述方法として、DSM-Ⅳは症状の集合として精神疾患を規定することに成功しました。しかしDSM-Ⅳのなかには脳科学はまったく見えません。脳科学と症状、受容体と反応、神経伝達物質とDSM-Ⅳのあいだには、大きな壁があります［図88］。

図88 学問の壁

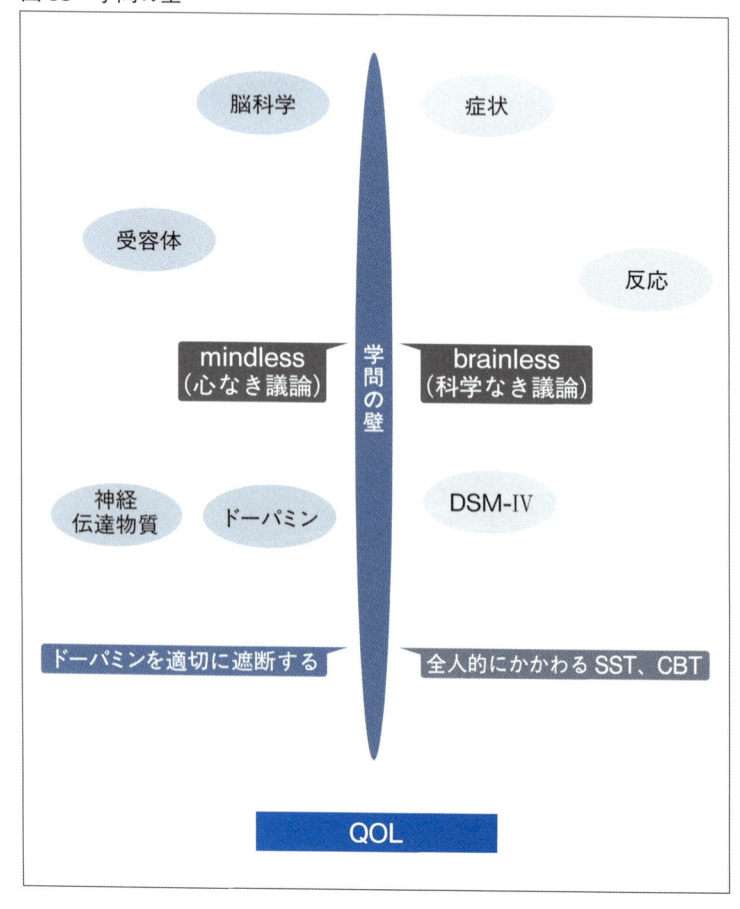

私は序文で、患者さんのQOLを考えた治療を「カメの治療」と名づけ、「ゴールはQOLです。カメの治療をしましょう」と呼びかけました。全人的存在である患者さんのQOLを考えるには、学問の壁はじゃまなだけです。心を意識しない議論(mindless)をしてもだめですし、科学のない議論(brainless)をしてもだめです。学問の壁を取り払い、脳科学と症状を常に考える治療をしたいものです。

# Lecture

# 統合失調症と糖尿病

ここでお話するのは生物学的な病態ではありません。疾患モデルという考え方、あるいは比喩(メタファー)の話です。

## ドーパミンと血糖

サリエンスからみた統合失調症のドーパミン仮説は、実は現代の糖尿病の疾患モデルと同じ考え方です。統合失調症と糖尿病にはアナロジー(類比性)があるのです。キーワードは「ドーパミン」と「血糖」です。

糖尿病では、膵臓の器質的な病変が起こり、インスリンの作用不全が起こります。そして血糖が上昇します。治療はインスリンの分泌を促進する薬、糖の吸収を阻害する薬、インスリンの働きをよくする薬、場合によってはインスリンそのものを投与します。そしてターゲットである血糖を下げます。

このように現段階での糖尿病の治療は、膵臓の器質的病変に治療を仕掛けることはしません。あくまでも血糖をコントロールしようとします。

こう考えてみると、糖尿病の「血糖」は、統合失調症の「ドーパミン」に似ていませんか。統合失調症の治療も、脳の器質的病変に対して治療をするのではなく、ドーパミンをコントロールするのです。

## 陰性症状と低血糖症状

ドーパミンを抑えすぎると正常のサリエンスまで低下し、二次性の陰性症状があらわれます。錐体外路症状も出ます。一方、血糖を低下させすぎると低血糖症状が出ます。二次性の陰性症状は、糖尿病治療での低血糖症状に当たります。

糖尿病はあっても、血糖をコントロールすれば、微小血管障害である網膜症、腎症、神経障害は予防できます。統合失調症でもドーパミンを適切にコントロールすれば、再発の予防ができます。ここでも統合失調症と糖尿病のアナロジーがあるのです。

糖尿病では血糖のコントロールに向けて、薬物療法以外に教育が大切です。統合失調症も薬物療法以外に、心理教育やSSTが大切です。

夢の治療としては、糖尿病では膵臓にターゲットを向けた膵移植があります。統合失調症もそのうち神経に向けた治療を考慮する時代になるのかもしれません。とはいえ現実にはまだ疾患の本質に迫る治療法は開発されていません。

## 媒介物質をコントロールする薬物療法

このように、ドーパミンをコントロールする

こと、血糖をコントロールすることが、薬物療法の目的であり、成果なのです。低血糖を起こさない薬物療法が、統合失調症でのSGA (second generation antipsychotics；第2世代抗精神病薬)による副作用の少ない薬物療法に相当します。だから抗精神病薬は悪者ではなく、必要な薬なのです。

そうはいっても、糖尿病の薬では低血糖以外の副作用があります。α-GI(αグルコシダーゼ阻害薬)による腹部症状、チアゾリジン誘導体による心不全や肥満、SU薬による体重増加などです。非定型抗精神病薬も薬の種類によっては代謝のリスクがあるのです。

いかに副作用が少ない薬を選択するかは重要なことです。これは統合失調症の治療でアートの部分ではありません。純然たるサイエンティフィックな部分です。

図89 統合失調症と糖尿病の類比性

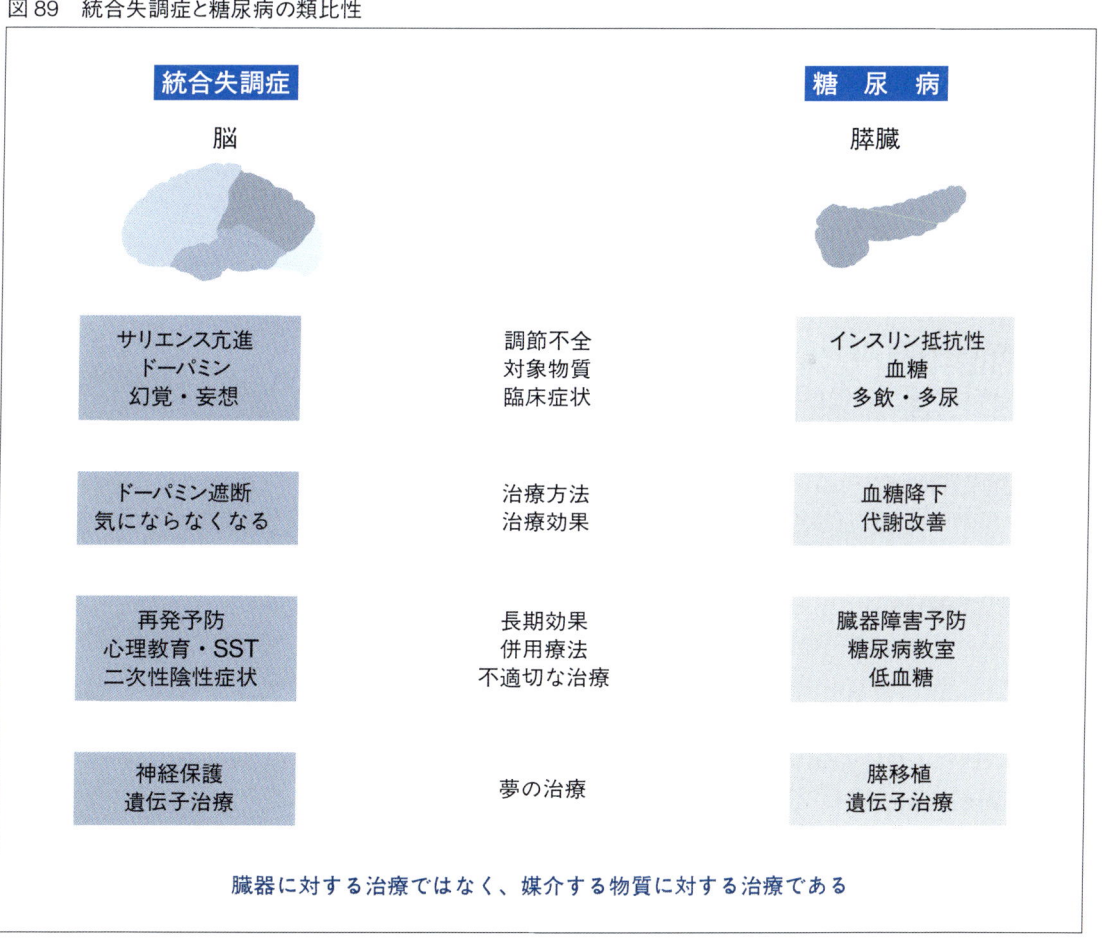

| 統合失調症 | | 糖尿病 |
|---|---|---|
| 脳 | | 膵臓 |
| サリエンス亢進<br>ドーパミン<br>幻覚・妄想 | 調節不全<br>対象物質<br>臨床症状 | インスリン抵抗性<br>血糖<br>多飲・多尿 |
| ドーパミン遮断<br>気にならなくなる | 治療方法<br>治療効果 | 血糖降下<br>代謝改善 |
| 再発予防<br>心理教育・SST<br>二次性陰性症状 | 長期効果<br>併用療法<br>不適切な治療 | 臓器障害予防<br>糖尿病教室<br>低血糖 |
| 神経保護<br>遺伝子治療 | 夢の治療 | 膵移植<br>遺伝子治療 |

臓器に対する治療ではなく、媒介する物質に対する治療である

# 文献表

American Diabetes Association American Psychiatric Association American Association of Clinical Endocrinologists North American Association for the Study of Obesity 2004: Consensus development conference on antipsychotic drugs and obesity and diabetes. *Diabetes Care* 27: 596-601.

Clausen JA Seidenheld MA Deasy LC 1954: Parent attitudes toward participation of their children in polio vaccine trials. *Am J Public Health* 44(12): 1526-1536.

Cramer JA, Rosenheck R and BS 1998: Compliance with medication regimens for mental and physical disorders. *Psychiatr Serv* 49: 196-201.

Czekalla, J, Kollack-Walker, S, Beasley, CM 2001: Cardiac safety parameters of olanzapine; comparison with other atypical and typical antipsychotics. *J Clin Psychiatry* 62 (suppl. 2): 35-40.

Diaz E, Neuse E, Sullivan MC et al. 2004: Adherance to conventional and atypical antipsychotics after hospital discharge. *J Clin Psychiatry* 65: 354-360.

Dolder CR, Lacro JP, Leckband S et al. 2003: Interventions to improve antipsychotic medication adherance : review of recent literature. *J Clin Psychopharmacol* 23: 389-399.

Haffner SM et al. 1998: Mortality from coronary heart disease in subjects with type 2 diabetes and in nondiabetic subjects with and without prior myocardial infarction. *N Engl J Med* 339: 229-234.

Henderson DC, Cagliero E, Copeland PM et al. 2005: Glucose metabolism in patients with schizophrenia treated with atypical antipsychotic agents. *Arch Gen Psychiatry* 62: 19-28.

Kapur S, Zipursky R, Jones C et al. 2000: Relationship between dopamine ($D_2$) occupancy, clinical response, and side effects; a double-blind PET study of first-episode schizophrenia. *Am J Psychiatry* 157: 514-520.

Koren W, Koren E, Nacasch N et al. 1998: Rhabdomyolysis associated with clozapine treatment in a patient with decreased calcium-dependent potassium permeability of cell membranes. *Clin Neuropharmacol* 21: 262-264.

Masand, PS 2003: Tolerability and adherence issues in antidepressant therapy. *Clin Ther* 25: 2289-2304.

Meltzer HY, Cola PA, Parsa M 1996: Marked elevations of serum creatine kinase activity associated with antipsychotic drug treatment. *Neuropsychopharmacology* 15: 395-405.

Melkersson K 2004: Clozapine and olanzapine, but not conventional antipsychotics, increase insulin release *in vitro*. *Eur Neuropsychopharmacol* 14: 115-119.

Newcomer JW, Haupt DW, Fucetola R et al. 2002: Abnormalities in glucose regulation during antipsychotic treatment of schizophrenia. *Arch Gen Psychiatry* 59: 337-345.

長嶺敬彦 2001a：ファロペネムが著効した肺炎球菌による院内肺炎．Medical　Asahi 30(9)：57-59．

——2001b：精神病院入院患者における高脂血症の頻度．精神医学 43(11)：1263-1268．

——2002a：精神科領域における横紋筋融解症；危険因子を検討することの重要性．精神医学 44(2)：218-219．

―― 2002b：新規抗精神病薬と高脂血症．臨床精神薬理 5(10)：1421-1427．
―― 2002c：敗血症の原因としての bacterial translocation．日本医事新報 4073：17-21．
―― 2002d：「防衛体力」研究の必要性；精神疾患患者の診療経験から．日本医事新報 4078：73-75．
―― 2003a：オランザピンと横紋筋融解症．精神医学 45(2)：205-207．
―― 2003b：非定型抗精神病薬の種類と有害事象．臨床精神薬理 6(12)：1607-1608．
―― 2003c：重症型薬疹 Drug induced hypersensitivity syndrome (DIHS) に乳酸菌・酪酸菌・糖化菌合剤が有効であった症例；抗老化とプロバイオティクス．未病と抗老化 12：63-67．
―― 2003d：統合失調症の副作用からみた QOL．日本医事新報 4149：23-26．
―― 2003e：統合失調症と急性胃拡張．日本医事新報 4209：30-32．
―― 2004a：隔離室症候群．精神科看護 31(6)：44-48．
―― 2004b：統合失調症の身体合併症．臨床精神薬理 7：1061-1064．
―― 2004c：心血管イベント．臨床精神薬理 7：1549-1552．
―― 2004d：新規抗精神病薬を用いた臨床例；クエチアピン QT 延長．新規抗精神病薬のすべて，先端医学社，p142-143．
―― 2004e：新規抗精神病薬を用いた臨床例；高脂血症．新規抗精神病薬のすべて，先端医学社，p144-145．（オランザピンほどではありませんが、クエチアピンでも体重増加を介して高脂血症を起こした症例を報告しています）
―― 2004f：統合失調症の身体合併症；The Third Disease．臨床精神薬理 7(6)：1061-1064．
―― 2005a：有害事象から見た多剤併用療法の問題点．精神科治療学 20(3)：295-298．
―― 2005b：新規抗精神病薬による糖尿病はクラス効果か？ 臨床精神薬理 8(3)：347-353．（リスペリドンとオランザピンを比較して、オランザピンで食後軽度の中性脂肪の増加や軽度のインスリンが上昇するデータを発表しています）
―― 2005c：抗精神病薬による高プロラクチン血症；ドーパミン遮断特性からの考察．臨床精神薬理 8(4)．
―― 2005d：統合失調症と脳腸軸；Brain Gut Axis in Patients with Schizophrenia．日本病院薬剤師会関東ブロック第 35 回学術大会講演会集．
―― 2005e：身体合併症 The Third Disease；Medical vulnerability in patients *with schizophrenia*．臨床精神薬理 8(3)：398-408．
―― 2005f：新規抗精神病薬の副作用と注意点；新規抗精神病薬にみられる身体合併症 The *Third Disease*．薬局 56(10)：2721-2730．
―― 2006：第 2 世代抗精神病薬と代謝障害．非肥満，非糖尿病での検討．臨床精神薬理 9(1)：113-121．
長嶺敬彦ほか 2000a：ネモナプリドによる胆汁うっ滞型肝障害．精神医学 42(1)：79-81．
―― ほか 2000b：精神病院入院患者に対するインフルエンザワクチンの効果．精神医学 42

## 文献表

（9）：973-975.

──ほか 2000c：横紋筋融解症を伴った水中毒；発症にウイルス感染の関与が推定された一例．自治医科大学紀要 23：213-216.

──ほか 2002a：Carbamazepine による Adams-Stokes 症候群；突然死の危険性について．精神医学 44(1)：104-105.

──ほか 2002b：呼吸器症状が認められなかった精神疾患患者の肺結核．精神医学 44(6)：692-693.

──ほか 2003：緊張病症状を呈する悪性症候群に電気けいれん療法は有用である．精神医学 45(5)：557-559.

日本保健医療行動科学会 1986：「健康と病気の行動科学」メヂカルフレンド社．

Osser DN, Najarian DM, Dufresne RL 1999: Olanzapine increases weight and serum triglyceride levels. *J Clin Psychiatry* 60: 767-770.

Reaven GM 1988: Banting lecture 1988. Role of insulin resistance in human disease. *Diabetes* 37: 1595-1607.

Reilly JG, Ayis SA, Ferrier IN et al. 2000: QTc-interval abnormalities and psychotropic drug therapy in psychiatric patients. *Lancet* 355: 1048-1052.

Sheitman BB, Bird PM, Binz W et al. 1999: Olanzapine-induced elevation of plasma triglyceride levels. *Am J Psychiatry* 156: 1471-1472.

田中明 2004：食後高脂血症と動脈硬化．栄養学雑誌 62：311-321.

UKPDS 33 1998: Intensive blood-glucose control with sulphonylureas or insulin compared with conventional treatment and risk of complications in patients with type 2 diabetes. *Lancet* 352: 837-853.

UKPDS 38 1998: Tight blood pressure control and risk of macrovascular and microvascular complications in type 2 diabetes. *BMJ* 317: 703-713.

Wirshing DA, Wirshing WC, Kysar L et al. 1999: Novel antipsychotics; comparison of weight gain liabilities. *J Clin Psychiatry* 60: 358-363.

# 索引

見出し語がタイトルとなっている頁は太字で示した。

## ●欧文

AIMS〔Abnormal Involuntary Movement Scale〕 ……… 109
ALT〔alanine aminotransferase〕 ……… 136
APA Practice Guideline ……… 146
AST〔aspirate aminotransferase〕 ……… 136
BMI〔body mass index〕 ……… 66
CBT〔cognitive behavioral therapy〕 ……… 165
Continuous blocking ……… 102
DDS〔diaminodiphenyl sulfone〕 ……… 138
DIEPSS〔Drug-Induced Extrapyramidal Symptoms Scale〕 ……… 109
DIHS〔drug induced hypersensitivity syndrome〕 ……… 137
DKA〔diabetic ketoacidosis〕 ……… 78
DSM-Ⅳ ……… 166
EPS〔extrapyramidal symptoms〕 ……… 106
"Every anti-psychotics blocks $D_2$" ……… 160
fast dissociation ……… 102
FFA〔free fatty acid〕 ……… 65
First Illness ……… 3
HOMA-IR〔homeostasis model assessment of insulin resistance〕 ……… 73/82
loose binding ……… 17/102
MARTA〔multi-acting receptor targeted antipsychotics〕 ……… 122
NST〔nutrition support team〕 ……… 70
over eating ……… 66
over sedation ……… 66
over dose ……… 66
PAI-1 ……… 65
partial agonist ……… 18/122
PCR-tb ……… 40
PET〔positron emission tomography〕 ……… 10
QOL ……… 149
Second Sickness ……… 3
SDA〔serotonin dopamine antagonist〕 ……… 122
SGA〔second generation antipsychotics〕 ……… 122/169
$SpO_2$ ……… 89
SSRI〔selective serotonin reuptake inhibitor〕 ……… 58
SST〔social skills training〕 ……… 165
TD ……… 108
Third Disease ……… 3
tight binding ……… 102
TNF-$\alpha$ ……… 65
torsades de pointes(torsion of point) ……… 21

## ●和文

### あ行

アカシジア ……… 108/110
アキネジア ……… 106
アキネトン® ……… 121/124/126
アキネトン精神病 ……… 126
悪液質 ……… 69
悪性症候群 ……… **93**/125
アゴニスト ……… 18/119
足白癬 ……… 134
アセチルコリン ……… 123
──受容体 ……… 124/126
Adams-Stokes症候群 ……… 23
アップレギュレーション ……… 109/125
アディポネクチン ……… 65
アドヒアランス ……… 151/152
アリピプラゾール ……… 22/67/77/102/119/150
アルキル化薬 ……… 142
$\alpha$グルコシダーゼ阻害薬 ……… 81
アレルギー ……… **134**
アロプリノール ……… 138
アンジオテンシン ……… 65
アンタゴニスト ……… 18/119
胃潰瘍 ……… 58
意識障害 ……… 97
医師の態度 ……… 155
胃破裂 ……… 55
イレウス ……… 46/125
インスリン抵抗性 ……… 60/64/73/77
陰性症状 ……… 168
インターネット ……… 156
院内感染 ……… 41
インフルエンザ ……… 42
──様症状 ……… 125
ウイルスの再活性化 ……… 138
ウィルヒョーの三主徴 ……… 26
ウインタミン® ……… 28
ウエスト・血糖法 ……… 86
うがい ……… 42

# 索引

"ウサギの治療" ……………………………… 13
運動神経 ……………………………………… 116
ACE 阻害薬 ……………………………… 36/38
HDL コレステロール ………………………… 72
栄養サポートチーム ………………………… 70
エコノミークラス症候群（エコノミー症候群）… 25
SDA 作用 …………………………………… 118
エビリファイ® ………… 22/67/77/102/150
嚥下障害 ……………………………………… 93
エンドトキシン ……………………………… 52
オーギュメンテーション …………………… 23
嘔吐 …………………………………………… 46
横紋筋融解症 ………………………………… **92**
オランザピン …… 22/28/48/67/70/77/85/98/137/150
――による高中性脂肪血症 ………………… 85

## か行

咳嗽 …………………………………………… 40
――反射 ……………………………………… 37
概括重症度 ………………………………… 110
科学的拘束 …………………………………… 8
"隠れた抗パ薬" …………………………… 127
隔離室症候群 ……………………………… **25**
下垂体腺腫 ………………………………… 101
過鎮静 ………………………………… 139/178
"カメの治療" ……………………………… 13
顆粒球減少症 ……………………………… **140**
カルバマゼピン ……………………… 23/138
感染危険度指数 …………………………… 42
記憶障害 …………………………………… 126
気管内挿管 ………………………………… 39
拮抗薬 ……………………………………… 119
気道確保 …………………………………… 39
気分高揚作用 ……………………………… 126
客観的副作用 ……………………………… 148
急性胃拡張 ………………………………… **55**
急性ジストニア …………………………… 107
QT 延長 …………………………………… 20
橋の脱髄 …………………………………… 90
巨大結腸症 ………………………………… 48
筋強剛 ……………………………………… 110
筋固縮 ……………………………………… 97
筋硬直 ……………………………………… 93
筋肉痛 ……………………………………… 97

空腹時血糖 ………………………………… 81
クエチアピン …… 22/24/48/67/77/99/101/119
クッキーテスト …………………………… 86
"クラウゼンのポリオ" …………………… 157
クリニカル・パス ………………………… 146
クレアチニンクリアランス ……………… 88
グレリン …………………………………… 71
クロザピン …… 22/28/48/67/77/85/122/136/140/147
クロルプロマジン ………… 21/28/48/67/127
痙縮 ………………………………………… 116
月経異常 ………………………………… 101
下剤の大量投与 …………………………… 48
血清 CK ……………………………… 90/95/125
血清 Cl ……………………………………… 89
血清 K ……………………………………… 89
血清 Na ……………………………………… 89
血栓 ………………………………………… 26
血糖 ……………………………………… 168
ケトアシドーシス ………………………… 78
腱反射 …………………………………… 115
口渇 …………………………………… 88/125
抗けいれん薬 …………………………… 138
高血圧 ……………………………………… 62
抗コリン作用 ………………………… 47/124
交差反応 ………………………………… 136
好酸球増加 ……………………………… 136
高脂血症 ……………………………… 60/62/**72**
固縮 ……………………………………… 116
抗精神病薬 ……………………………… **16**
――の数と内科薬の数 …………………… 78
――の忍容性 …………………………… 158
――の閾値理論 ………………………… 112
抗生物質モデル …………………………… 10
光線過敏症 ……………………………… 136
拘束帯 ……………………………………… 29
高中性脂肪血症 …………………………… 72
高トリグリセライド血症 ………………… 72
抗パーキンソン病薬 …… 47/70/94/**123**/135/158
紅斑 ……………………………………… 138
紅皮症 …………………………………… 138
高プロラクチン血症 ……………… **100**/131
誤嚥性肺炎 ……………………………… **34**
呼吸促迫 ………………………………… 97
呼吸性ジスキネジア …………………… 109

| | | | |
|---|---|---|---|
| 黒質線条体系 | 116 | 身体拘束 | 25 |
| 骨折 | **128**/131 | 腎尿細管 | 89 |
| 骨粗鬆症 | 101 | 腎不全 | 63 |
| 骨密度低下 | 101/131 | 錐体路 | 114 |
| コラボレーション | 158 | 錐体外路 | 115 |
| コントミン® | 21/28/48/67/127 | 錐体外路症状 | 36/93/**106**/110 |
| コンプライアンス | 152 | スタチンモデル | 12 |
| | | Stevens-Johnson 症候群 | 136 |

### さ行

| | | | |
|---|---|---|---|
| 作動薬 | 119 | ステロイド投与 | 138 |
| サブスタンス P | 37 | 精神運動興奮後血栓症 | 27 |
| サラゾスルファピリジン | 138 | 性欲低下 | 101 |
| サリエンス | **160** | 「生理が止まる」 | 101 |
| 三環系抗精神病薬 | 28 | 赤褐色尿 | 97 |
| ジスキネジア | 110 | セレネース® | 119 |
| ジストニア | 107/110 | セロクエル® | 22/24/48/67/77/99/101/119/150 |
| 持続性血液濾過 | 98 | セロトニン 5-HT$_{2A}$ 受容体 | 118 |
| ジプラシドン | 22/67/77 | セロトニン-ドーパミン拮抗薬 | 122 |
| ジプレキサ® | 22/28/48/67/70/77/85/98/137/150 | セロトニン-ドーパミン遮断仮説 | 17 |
| 社会生活技能訓練 | 165 | 早期歩行 | 29 |
| 射精障害 | 101 | 総コレステロール | 72 |
| 主観的副作用 | **148** | ゾニサミド | 138 |
| 受容体遮断 | 67/131 | "ゾール"系 | 68 |
| 循環プール | 142 | | |

### た行

| | | | |
|---|---|---|---|
| 消化管 | 48 | 体温上昇 | 93 |
| 食後(高)血糖 | 62/81 | 体脂肪率 | 66 |
| 食後中性脂肪法 | 86 | 「体重が増えた」 | 149 |
| 食後の採血 | 81 | 大腿骨頸部骨折 | 131 |
| 食後の中性脂肪の増加 | 83 | 大腸菌 | 51 |
| "食後病" | 79 | 第 3 世代抗精神病薬 | 122 |
| 食生活の変化 | 83 | 第 2 世代抗精神病薬 | 122/169 |
| 褥瘡 | 139 | "第二の脳" | 49 |
| 除脂肪体重 | 69 | 大脳基底核 | 115 |
| 徐脈発作 | 23 | 退薬症候 | 125 |
| シロスタゾール | 36 | 唾液の流れ込み | 34 |
| 新規抗精神病薬 | 122 | 多剤併用 | 28/77/88/129/135/143/146 |
| 心筋梗塞 | 74 | 多受容体作動薬 | 122 |
| 神経障害 | 63 | 多臓器障害 | 137 |
| 神経伝達物質 | 16 | 脱水 | 26 |
| 心血管障害 | 101 | WHO-QOL26 質問表 | 149 |
| 心室細動 | 23 | 弾性ストッキング | 29 |
| 心理教育 | 165 | ダントロレン | 95 |
| 振戦 | 93/110 | チアゾリジン誘導体薬 | 81 |
| 心臓病 | 62 | 窒息 | 34 |

# 索引

遅発性ジスキネジア ················ 108
治療ガイドライン ················ 146
治療抵抗性 ····················· 14
中心型肥満 ····················· 66
虫垂炎 ························ 50
中枢神経系 ··················· 116
中性脂肪 ··················· 72/83
中毒性表皮壊死症 ··············· 136
中脳皮質系 ··················· 116
中脳辺縁系 ··················· 116
鎮静 ························· 150
手洗い ······················· 42
低 K 血症 ··················· 23/92
低血糖症状 ··················· 168
低 Na 血症 ····················· 88
定型抗精神病薬 ················· 17
低用量未分画ヘパリン ············ 29
低力価薬 ······················ 77
テグレトール® ················· 23
電解質異常 ···················· 88
電気けいれん療法 ············ 95/147
転倒 ························ 128
動機的サリエンス ·············· 163
動作緩慢 ···················· 110
糖尿病 ················ 60/63/**74**/168
糖尿病合併高血圧症患者 ·········· 75
ドーパミン ···················· 16
──仮説 ··················· **160**
──D₂ 受容体 ················ 118
糖負荷試験 ···················· 76
動脈硬化 ··················· 62/85
突然死 ····················· 25/31
ドライアイ ··················· 125
"ドン"系 ······················ 68

## な行

日光皮膚炎 ··················· 134
乳汁分泌 ···················· 101
認知行動療法 ················· 165
認知的サリエンス ·············· 163
熱中症 ······················ 125
「眠い」 ····················· 149
脳血管障害による認知症 ········· 62
脳卒中 ······················· 62

脳腸軸 ······················· 71
脳内ドーパミン経路 ············ 117
「のどが渇く」 ················· 149
ノンコンプライアンス ·········· 154

## は行

パーキソニズム ··············· 106
パーシャルアゴニスト ······ 18/119/122
媒介物質 ···················· 168
肺結核 ······················ **40**
肺血栓塞栓症予防管理料 ········· 27
敗血症 ······················· 52
肺動脈血栓塞栓症 ·············· **25**
白癬菌 ····················· 135
バクテリアル・トランスロケーション ··· **51**
発汗 ························· 93
──の減少 ··················· 125
バビンスキー反射 ·············· 116
ハロペリドール ············ 10/119
早食い ······················· 34
汎血球減少症 ················· 142
PR 延長 ······················· 23
ビグアナイド薬 ················· 81
ピサ症候群 ··················· 107
微細血管障害 ··················· 63
皮疹 ························ 136
非定型抗精神病薬 ········ 17/118/122/150
否定的奇異状態 ··············· 161
微熱 ························· 34
皮膚疾患 ···················· **134**
ビペリデン ·············· 121/124/126
肥満 ···················· 60/**64**
──を介さない代謝障害 ········· **82**
ビヨンド・メタボリックシンドローム ··· 71/**82**
ヒルナミン® ··················· 28
"ピン"系 ······················ 68
頻脈 ···················· 93/97/125
フェニトイン ················· 138
フェニルアラニン誘導体薬 ········ 81
フェノチアジン系抗精神病薬 ····· 136
フェノバルビタール ············ 138
副作用止め ················ 117/123
複視 ························ 125
腹痛 ························· 58

| | |
|---|---|
| 不顕性誤嚥 | 35 |
| 不随意運動評価尺度 | 109 |
| 不整脈 | **20** |
| 部分アゴニスト | 18/119/120/122 |
| ふらつき | 130 |
| プロバイオティクス | 49/138 |
| ブロモクリプチン | 95 |
| プロラクチン | 100 |
| プレタール® | 36 |
| 糞石 | 50 |
| ペットボトル飲料 | 78 |
| ペットボトル症候群 | 88 |
| 「便が出にくい」 | 149 |
| 便秘 | 46/50/125 |
| ペロスピロン | 48/67/99/150 |
| 辺縁プール | 142 |
| ベンゾジアゼピン | 12 |
| 歩行 | 110 |
| ――障害 | 97 |
| 勃起障害 | 101 |

## ま行

| | |
|---|---|
| マクロファージ | 84 |
| 末梢神経系 | 116 |
| 麻痺性イレウス | **46** |
| 慢性硬膜下血腫(水腫) | 128 |
| ミオグロビン血症 | 98 |
| 水中毒 | **87** |
| 水虫 | 134 |
| 三つの"O" | 65 |
| ミノサイクリン | 138 |
| 無顆粒球症 | 136/140 |
| 無動・緘黙 | 93 |
| 無排卵 | 101 |

| | |
|---|---|
| メキシレチン | 138 |
| メタボリックシンドローム | 30/**60**/71 |
| "メタボリックドミノ" | 63 |
| 妄想 | 164 |
| 網膜症 | 63 |

## や行

| | |
|---|---|
| 薬原性錐体外路症状評価尺度 | 109 |
| 薬原性側方反張 | 108 |
| 薬剤性の過鎮静 | 158 |
| 薬剤性パーキソニズム | 106 |
| 薬疹 | 135 |
| 薬物的ロボトミー | 9 |
| 薬物相互作用 | 22 |
| 痩せ | **69** |
| 緩い結合仮説 | 17 |
| 洋梨型肥満 | 66 |

## ら行

| | |
|---|---|
| ラビット症候群 | 107 |
| リスパダール® | 22/48/67/85/99/102/131/150 |
| リスペリドン | 22/48/67/85/99/102/131/150 |
| 流涎 | 93/110 |
| 緑内障 | 125 |
| 旅行者血栓症 | 26 |
| リンパ球幼若化試験 | 138 |
| ルーラン® | 48/67/99/150 |
| レジスチン | 65 |
| restless legs 症候群 | 108 |
| レボメプロマジン | 28/67 |
| レボトミン® | 28/67 |
| レプチン | 65/82 |
| レムナント | 84 |
| 漏斗下垂体系 | 116 |

# おわりに ——

## 過鎮静の鎖を断ち切るために

　抗精神病薬の副作用を正面から解説した本はありませんでした。抗精神病薬は、他のいかなる薬とも同じで、諸刃（もろは）の剣です。抗精神病薬は統合失調症の患者さんに福音をもたらすと同時に、ときに重大な危害を与えます。ですから臨床の現場では、抗精神病薬の力を最大限に発揮させるために、副作用を起こさない、あるいは副作用を早期に予知する使用方法が大切なのです。そういうコンセプトのもとに、この本を書きました。

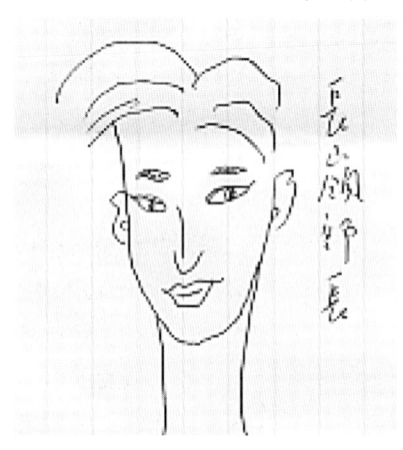

　左の絵はAさんという女性患者さんが描いてくれた私の似顔絵です。Aさんは多剤併用で、イレウス、誤嚥性肺炎を繰り返していました。私がイレウスや誤嚥性肺炎の治療をするたびに、Aさんは私にお礼がしたいと言うのです。あるとき、Aさんからメモ書きをもらいました。震える手で一生懸命書いてくれたのでしょう。ミミズが這ったような文字でした。メモには、「先生が命の恩人です」と書いてありました。

　そのあと私は、精神科の先生にAさんの抗精神病薬の減量をお願いしました。かなりの量の抗精神病薬を内服しておられたので、減薬に時間がかかりました。最後に抗パーキンソン病薬が減り、非定型抗精神病薬単剤になりました。するとAさんの手の震えは半減しました。そしてこんなに立派な似顔絵を書いてくれたのです（実物より男前に書いてありますが）。間違いなくAさんの錐体外路症状は軽減しました。やる気が違います。抗精神病薬の多剤併用でドーパミンを遮断しすぎるために出現していた二次性の陰性症状も軽減してきました。

　この絵には「長嶺部長」と書いてあります。私の肩書は部長です。名札にもそう書いてあります。でもそれを意識したことはありません。なぜなら病院に常勤する内科医は私ひとりで、一緒に仕事をする部下がいないからです。あるときAさんは私の名札を指差し、「先生の名札には内科部長と書いてあるけど、部長という概念は部下の存在があってはじめて成り立つものよ。部下あっての部長なのよね」と、むずかしいことを言うのです。私が、「さすがAさん、頭がいいね。その通りだね」と軽くうなずくと、Aさんは待ってましたとばかりに

こう言いました。「先生は見た目と違ってけっこう腕がいいから、先生に部下をプレゼントするよ。私の妄想のなかの友達なんだけど、ユミ先生とタツヤ先生の二人でどう？　二人とも先生と同じくらい働き者だから」。かくして私はその日から二人の部下をもつ正真正銘の部長になりました。ただし部下に直接会えないのが唯一の欠点です。

　妄想の世界は簡単には消えません。思考の連関は、形成されるのにかかった時間と同じくらい時間をかけないと再構築はできません。妄想世界を再構築する前に、妄想を目立たなくさせること。そうすれば社会適応ができるのです。それが薬物療法の主眼であると思います(そのことを「ドーパミン仮説とサリエンス」の項で説明しました)。
　現在の薬物療法の目的は、ドーパミンを適切に遮断すること、その際に副作用を極力起こさないようにすることです。この本を副作用の治療だけではなく、副作用を起こさないようにするためにも活用してほしいと思います。抗精神病薬は悪者ではありません。特に錐体外路症状を起こしにくく、認知機能の改善効果がある非定型抗精神病薬は、適切に使用すれば、患者さんを社会復帰に導く可能性を大きく広げる薬なのです。

　フィリップ・ピネル(Philippe Pinel：1745〜1826)は、フランス革命時代の1793年、「精神病者も人間として処遇されるべきだ」とビセートル病院で永年鎖につながれていた精神障害者を解放し、精神医学史上、新しい時代を画する象徴的な行動として後世に影響を及ぼしました。彼は盲目的に多くの薬を使うことにも反対していました。
　不適切な抗精神病薬の使用は、鎖と同じです。抗精神病薬の多剤併用は化学的拘束を起こし、患者さんを病院に鎖で縛りつけているのとなんら変わりはありません。いま、われわれに求められているのは、ピネルが鎖を切ったのと同じように、「薬物による過鎮静」という鎖を、勇気をもって断ち切ることではないでしょうか。過鎮静という鎖を断ち切るには、切れ味鋭い「斧」が必要です。斧は、抗精神病薬に対する「知識」です。
　この本が、鎖を断ち切る道具になることを願っています。